Fit und gesund mit *Yoga*

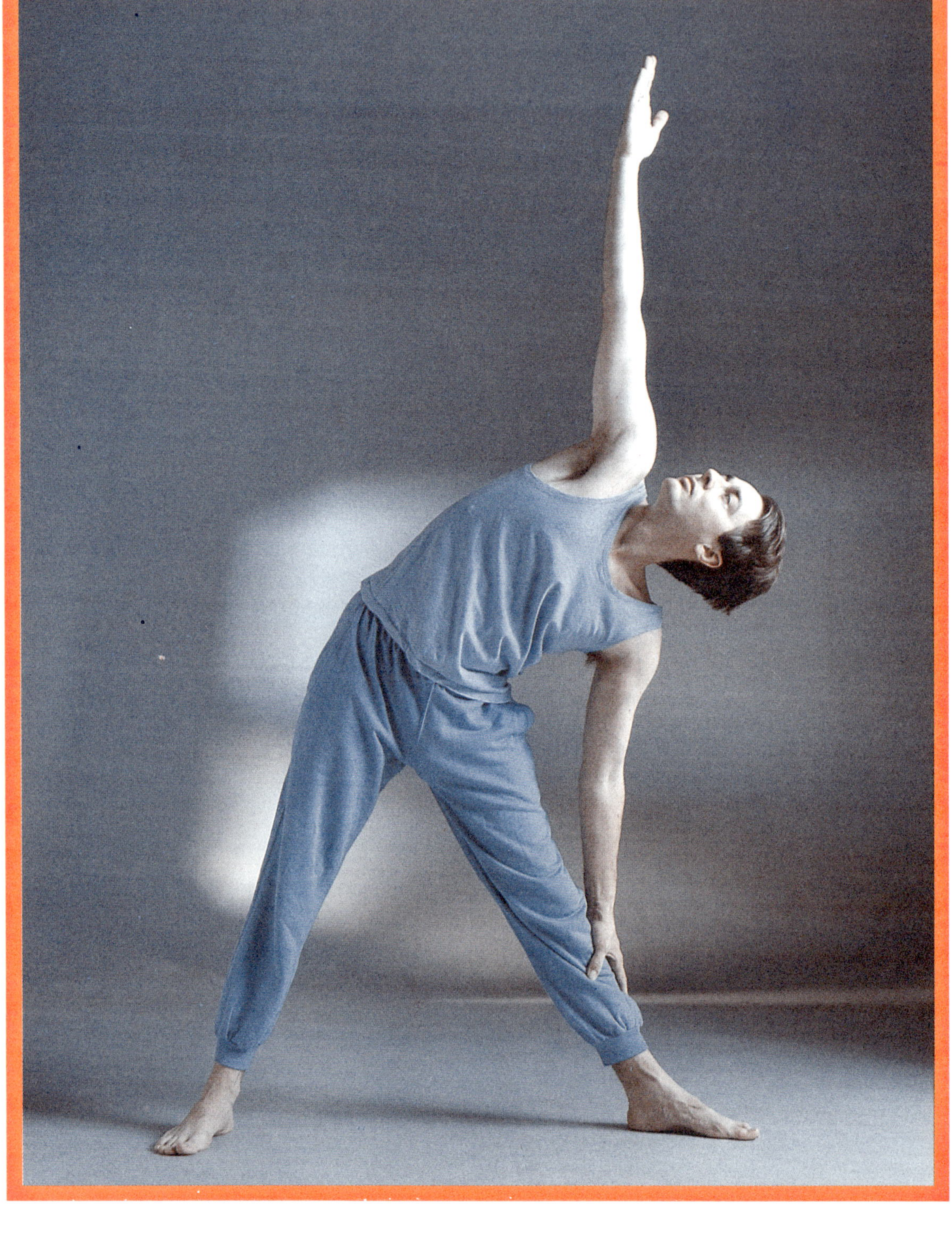

Dr. H.R. Nagendra • Dr. R. Nagarathna
Dr. Robin Monro

Fit und gesund mit Yoga

GONDROM

Titel der Originalausgabe:
„Yoga for Common Ailments“

Übersetzung: Sabine Schulte
Fotografien: Fausto Dorelli
Illustrationen: Sheilagh Noble
Covergestaltung: Monika Hagen

ISBN 3-8112-1855-7

Der Umwelt zuliebe gedruckt auf chlorfrei gebleichtem Papier.
Printed in Italy

Danksagung des Verlags
Gaia möchte sich ganz besonders bedanken bei: Dr. David Clark, Nancy Ford-Kohne, Lesley Gilbert, Michele Staple, Libby Hoseason, Lynette Beckford, Sara Mathews, Louise Grime, Dominique Radclyffe, Simon de Wrangel, Penelope Barton, Subhadra Devi, Tewani Mohan, On Yer Bike und Federal Express.

Die Anregungen in diesem Buch sollen die gründliche medizinische Behandlung nicht ersetzen. Wenn Sie in bezug auf mögliche Auswirkungen auf Ihre Gesundheit unsicher sind oder wenn Sie unter einer schweren bzw. chronischen Krankheit leiden, sollten Sie einen Arzt konsultieren, bevor Sie die hier gegebenen Ratschläge befolgen.

Gehen Sie langsam und vorsichtig vor, und überanstrengen Sie sich nicht. Sie brauchen die Übungen nicht perfekt auszuführen. Beachten Sie immer die Gegenanzeigen und lesen Sie sorgfältig die Ratschläge, die bei den Beschwerden gegeben werden, sowie die Anweisungen zu den einzelnen Übungen.

Über die Autoren

Dr. H.R. Nagendra gab 1975 eine erfolgreiche Karriere als Ingenieur auf, um für das Vivekananda Yoga Zentrum zu arbeiten. Kurze Zeit später gründete er in Bangalore, Südindien, die Vivekananda Yoga Therapy and Research Foundation (VYF). Die VYF setzte sich zum Ziel, Yoga für den Alltag nutzbar zu machen und die Wirksamkeit der Yogatherapie zu erforschen. Bei dieser Aufgabe wurde Dr. Nagendra von Dr. R. Nagarathna unterstützt, die Fachärztin für Innere Medizin und Mitglied des Royal College of Physicians in Edinburgh ist. Sie lieferte das medizinische Fachwissen für die Entwicklung der Vivekananda Yogatherapie, die in diesem Buch angewendet wird. Zur Zeit arbeitet Dr. Nagarathna im Zentrum als beratende Yogatherapeutin.

Die VYF hat mehrere hundert Yogatherapeuten ausgebildet, Tausenden von Menschen mit chronischen Beschwerden geholfen und Forschungsarbeiten zur Wirksamkeit der Yogatherapie bei Bronchialasthma, Diabetes mellitus und verschiedenen anderen Krankheiten durchgeführt. Die Ergebnisse wurden im *British Medical Journal* und in anderen medizinischen Fachzeitschriften veröffentlicht.

Robin Monro ist Vorstandsmitglied der World Federation of Societies of Holistic Medicine, Vorstandsmitglied der Unity in Yoga und Vorstandsmitglied der International Association of Yoga Therapists. Außerdem ist er hauptamtlicher Direktor des Yoga Biomedical Trust. Ursprünglich hat er in Cambridge Biochemie studiert und anschließend zwölf Jahre mit Grundlagenforschung über die Protein-Biosynthese verbracht. Er beschäftigte sich jedoch auch mit den übergreifenden, kulturellen Gesichtspunkten der Entwicklung der Biowissenschaften. Dies führte ihn dazu, sich auf die ganzheitliche Medizin zu konzentrieren, da auf diesem Gebiet philosophische, ethische und wissenschaftliche Fragestellungen zusammentreffen.

1983 gründete er in Cambridge den Yoga Biomedical Trust (YBT). Ziel des YBT ist es, die Yogatherapie in Forschung und Praxis zu fördern. Mit seinem Kuratorium aus bedeutenden Ärzten und Wissenschaftlern und in Zusammenarbeit mit verschiedenen Yoga-Organisationen erforscht der YBT kritisch und unabhängig die therapeutischen Möglichkeiten des Yoga. Die bis jetzt durchgeführten Untersuchungen legen nahe, daß Menschen, die Yoga praktizieren, bei einer breiten Palette von Beschwerden geholfen wird, daß sie weniger häufig zum Arzt gehen und sich seltener krank schreiben lassen. Außerdem führt das YBT klinische Untersuchungen zur Wirkungsweise des Yoga bei prämenstruellem Syndrom, Kopfschmerzen und Myalgie durch und untersucht in Zusammenarbeit mit der Vivekananda Foundation die Wirkung auf Diabetes mellitus und rheumatoide Arthritis.

Inhalt

EINFÜHRUNG 9

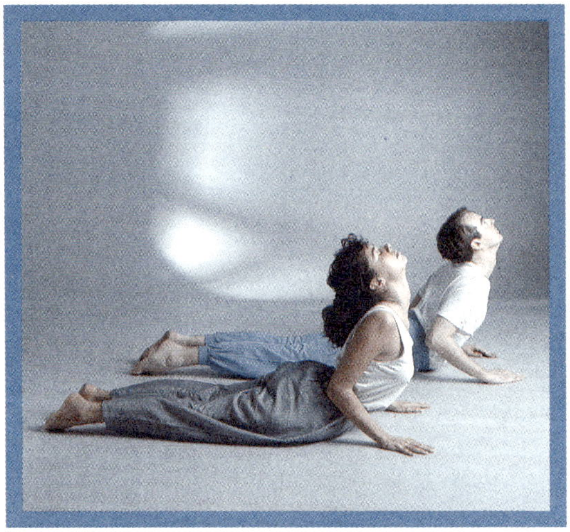

DAS GRUNDPROGRAMM 17
VORÜBUNGEN 20
ASANAS 26
ENTSPANNUNG 36
PRANAYAMA 38
MEDITATION 40
GEFÜHLSPFLEGE 41
ERNÄHRUNG UND LEBENSWEISE 42

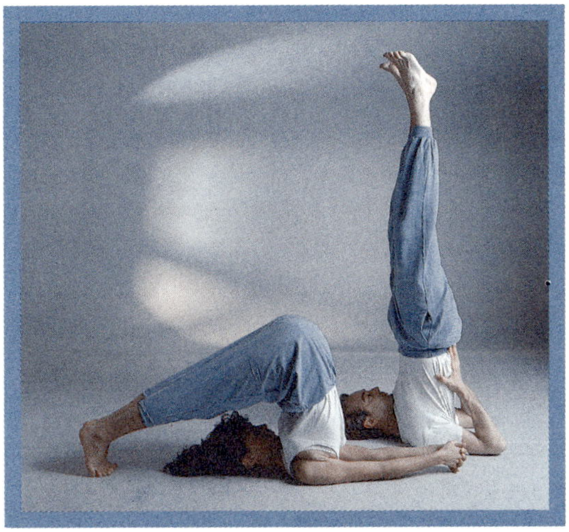

DIE BESCHWERDEN 45

DER GANZE KÖRPER 46

HERZ-KREISLAUF-SYSTEM 60

ATMUNG 64

VERDAUUNG 72

SEXUALITÄT 78

NERVENSYSTEM 82

AUGEN 88

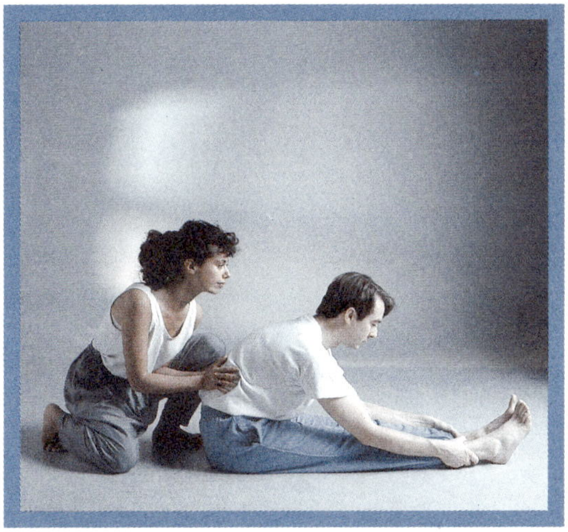

ANHANG 92

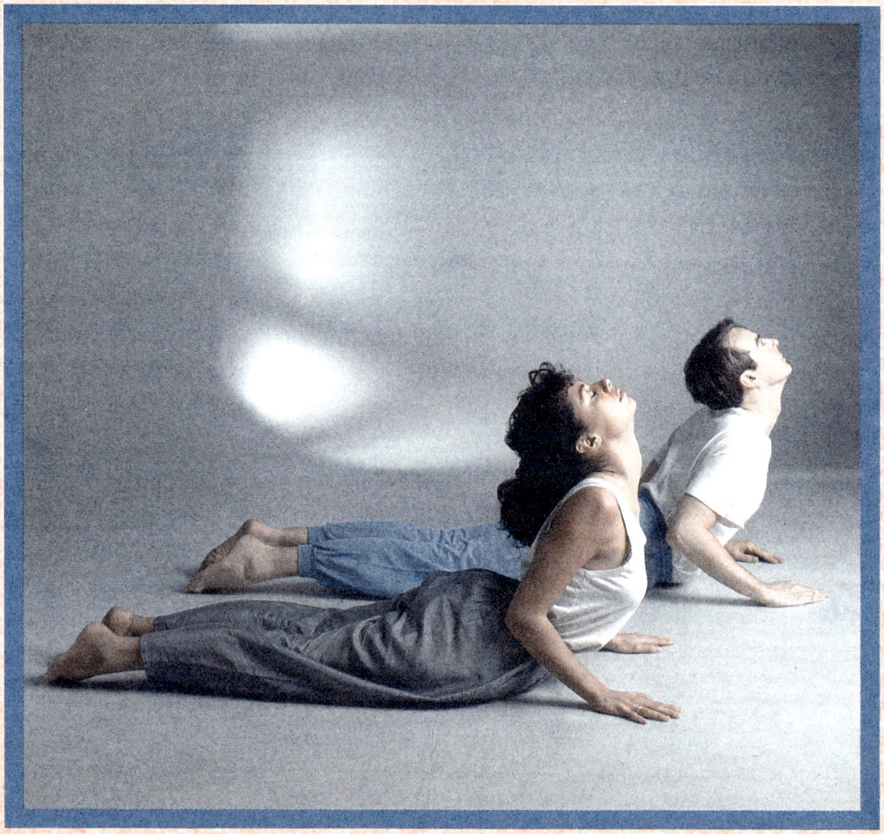

EINFÜHRUNG

»Yoga ist Geschicklichkeit in allen Werken«, sagt die *Bhagavad Gita*, das berühmteste der indischen philosophischen Epen. Die »Geschicklichkeit«, die der Yoga lehrt, bezieht sich also nicht nur auf Beweglichkeit und Fähigkeiten des Körpers, sondern der Yoga beinhaltet ebenso Techniken, die auf den Geist und die Gefühle wirken. Er umfaßt alle Bereiche des Lebens und bietet eine vollständige Lebensphilosophie.

Sri Aurobindo, ein großer indischer Lehrer dieses Jahrhunderts, betrachtete Yoga als Weg der Selbstvervollkommnung durch die Entwicklung der verborgenen Kräfte auf der physischen, vitalen, mentalen, intellektuellen und spirituellen Ebene. Der bedeutendste Schritt zur Erweiterung des Bewußtseins ist dabei, die Herrschaft über den Geist zu gewinnen.

Das ist auch der Schlüssel zu Gesundheit und Glück in der heutigen Welt. Die großen Fortschritte in der Medizin haben viele physische Krankheiten, die die Menschheit jahrhundertelang heimgesucht haben, bezwungen. Immer bessere Medikamente und chirurgische Methoden haben zur Ausmerzung der meisten Infektionskrankheiten und zur Beseitigung vieler Stoffwechselstörungen geführt. Vielleicht sind bald sogar genetische Eingriffe möglich. Aber all diese Techniken zeigen bei den neuen und immer häufigeren Krankheitsursachen – chronischem Streß und psychosomatischen Beschwerden – wenig Wirkung.

Die Schulmedizin, die sich bei der Heilung einer körperorientierten und mechanischen Vorgehensweise bedient, kann bei solchen Zuständen wenig tun, da sie eher durch Lebensweise und Einstellungen als durch physiologische Unregelmäßigkeiten bedingt sind. Bei der rasenden Geschwindigkeit des modernen Lebens sind viele Menschen ständigem Streß ausgesetzt, und durch eine vornehmlich sitzende Lebensweise und überreichlichen Genuß von gesundheitsschädigenden Substanzen und Nahrungsmitteln werden Gesundheit und Leistungsfähigkeit weiter gefährdet. Der ständige Streß kann sich schließlich in Form einer physischen Krankheit oder eines seelischen Zusammenbruchs bemerkbar machen. Die moderne Medizin reagiert darauf mit Behandlungen, die zwar die Symptome unterdrücken, aber kaum auf die Ursache des Problems eingehen. Das Ergebnis ist, daß wir Gesundheit inzwischen als Zustand der Abwesenheit von Krankheit betrachten und nicht als dynamischen Wachstumsprozeß, bei dem es uns sowohl körperlich als auch geistig wirklich gutgeht. Es gibt jedoch keinen Grund, sich mit weniger als einem echten, starken Gefühl des Wohlbefindens zufriedenzugeben.

Yoga bietet uns die Möglichkeit, die medizinische Technologie durch ein ganzheitliches System der Gesundheitsfürsorge zu ergänzen, das sich ebenso an Geist und Seele wendet, wie es auch den Körper anspricht. Patanjali, der vor mehr als zweitausend Jahren den klassischen Text über Yoga geschrieben hat, bezeichnete den Yoga als »Wissenschaft vom Geiste«. Indem Yoga Sie lehrt, Ihren Geist, Ihre Wünsche und Ihre Reaktionen auf Streß zu steuern, kann er Ihnen wesentlich helfen.

Die Beherrschung des Geistes beinhaltet zwei Gesichtspunkte: Die Fähigkeit, sich auf etwas zu konzentrieren, und die Fähigkeit, den Geist nach Belieben still werden zu lassen. Die meisten Menschen haben zwar die erste Fähigkeit bis zu einem gewissen Grad entwickelt, nur ganz wenige von uns können aber willentlich zu ihrem inneren Frieden finden. Yoga ist eine kluge, kunstvolle Methode, um den Geist zu beruhigen; es legt ihn nicht einfach gewaltsam still.

Alle Aspekte des Yoga arbeiten in irgendeiner Weise darauf hin und bringen Sie daher Ihrem Ziel näher. Yoga entwickelt im Menschen die Fähigkeit, den inneren Frieden jederzeit und bei allen Handlungen zu bewahren und dadurch physische und geistige Gesundheit zu erlangen. Diese Ruhe bei allen Tätigkeiten ist das Geheimnis für den Erwerb der »Geschicklichkeit«, die die *Bhagavad Gita* anspricht.

YOGA UND GESUNDHEIT

Die Yogatherapie beruht auf alten indischen Glaubensvorstellungen von der menschlichen Existenz. Danach gibt es fünf »Hüllen« des menschlichen Körpers, fünf Existenzebenen oder Körper unterschiedlicher Dichte, wie in der Zeichnung auf Seite 12 dargestellt. Unser sichtbarer, physischer Körper ist nur die erste Stufe davon. Die zweite ist der Vitalkörper, der aus *prana*, der Lebensenergie, besteht, die uns in unsichtbaren Kanälen, den *nadis*, durchströmt. Die dritte ist der Mentalkörper (Gefühle und Gedanken), die vierte der Intellekt (vollkommenes Denken und Wissen), und die letzte Hülle ist die »Wohnung der Glückseligkeit«. Man stellt sich vor, daß diese letzte Hülle aus der positiven Energie besteht, die mit dem Göttlichen verbunden ist. Von dieser Hülle geht der innere Friede aus, ohne den wirkliches Glück nicht möglich ist.

Krankheit entsteht durch ein Ungleichgewicht in einer der drei unteren Existenzhüllen. In der physischen, *vitalen*, und mentalen Hülle herrscht das Ichbewußtsein vor, welches auf das Selbst gerichtet ist, daher kann die Harmonie in diesen Hüllen leicht gestört werden. Die vierte und fünfte Hülle werden von einem umfassenderen, universellen Bewußtsein durchdrungen und können nicht gestört werden. Wenn der Mensch wirklich gesund ist, dringt die positive Energie der äußersten Hülle frei durch die darunterliegenden und führt zu Harmonie und Gleichgewicht. Durch Ungleichgewicht in den unteren Hüllen kann die freie Bewegung der Harmonie blockiert werden.

Die Vorstellung von den fünf Hüllen wird von der westlichen Wissenschaft nicht durchgängig akzeptiert, sie ist aber vom experimentellen Standpunkt aus bedeutsam. Mit der Zeit kann man sowohl *prana* als auch die Glückseligkeit »fühlen«, ohne dabei zu wissen, ob sie unabhängige Energien sind oder einfach der Ausdruck komplexer physiologischer Vorgänge. Und Yogis erreichen, indem sie *prana* »fühlen« und beeinflussen, eine bemerkenswerte Körperbeherrschung, die durch wissenschaftliche Untersuchungen bestätigt werden kann. Daher beziehen wir uns in diesem Buch auf solche Vorstellungen, als wären sie existent, selbst wenn es an wissenschaftlichen Beweisen dafür mangelt.

In der indischen Philosophie gibt es zwei Arten körperlicher Krankheit, die unterschiedliche Behandlungsweisen erfordern. Einmal gibt es Krankheiten, die ein starkes physisches Element aufweisen, wie Infektionskrankheiten oder Verletzungen durch Unfälle. Diese behandelt man am wirksamsten mit Methoden der Schulmedizin, doch Yoga kann eine wichtige unterstützende Funktion haben. Yoga hilft auch bei der Verhütung solcher Krankheiten, indem er den allgemeinen Gesundheitszustand verbessert und die Anfälligkeit für Unfälle verringert.

Der andere Krankheitstyp entsteht durch Störungen in der Mentalebene und umfaßt alle psychosomatischen und degenerativen Beschwerden. Hier spielen psychische Faktoren eine größere Rolle, und schulmedizinische Behandlungsmethoden allein schaffen selten Abhilfe. Nach indischen Glaubensvorstellungen werden solche Beschwerden durch geistige Krankheiten, sogenannte *adhis*, verursacht. Sie entstehen, wenn starke Gefühle von Zuneigung oder Abneigung noch verstärkt werden und sich verfestigen. Sie bewirken dann eine Veränderung der Persönlichkeit und behindern den Fluß der positiven Energie zu den inneren Hüllen. Die daraus resultierende Unausgeglichenheit führt zu physischen Beschwerden, Rastlosigkeit und Unzufriedenheit.

Der innere Friede, unser natürlicher Zustand, wird durch die positive Energie der Hülle der »Glückseligkeit« geschaffen. Wenn der Energiefluß durch *adhis* unterbrochen wird, nimmt das Gefühl des Wohlbefindens ab, und bei dem Versuch, es wiederherzustellen, vergrößert man das Problem vermutlich noch, indem man sich falsch ernährt, in ungesunder Umgebung lebt, in negative Gemütszustände versinkt oder sich überfordert. Solche Methoden schaffen nur kurzzeitig Erleichterung und können der Gesundheit schaden.

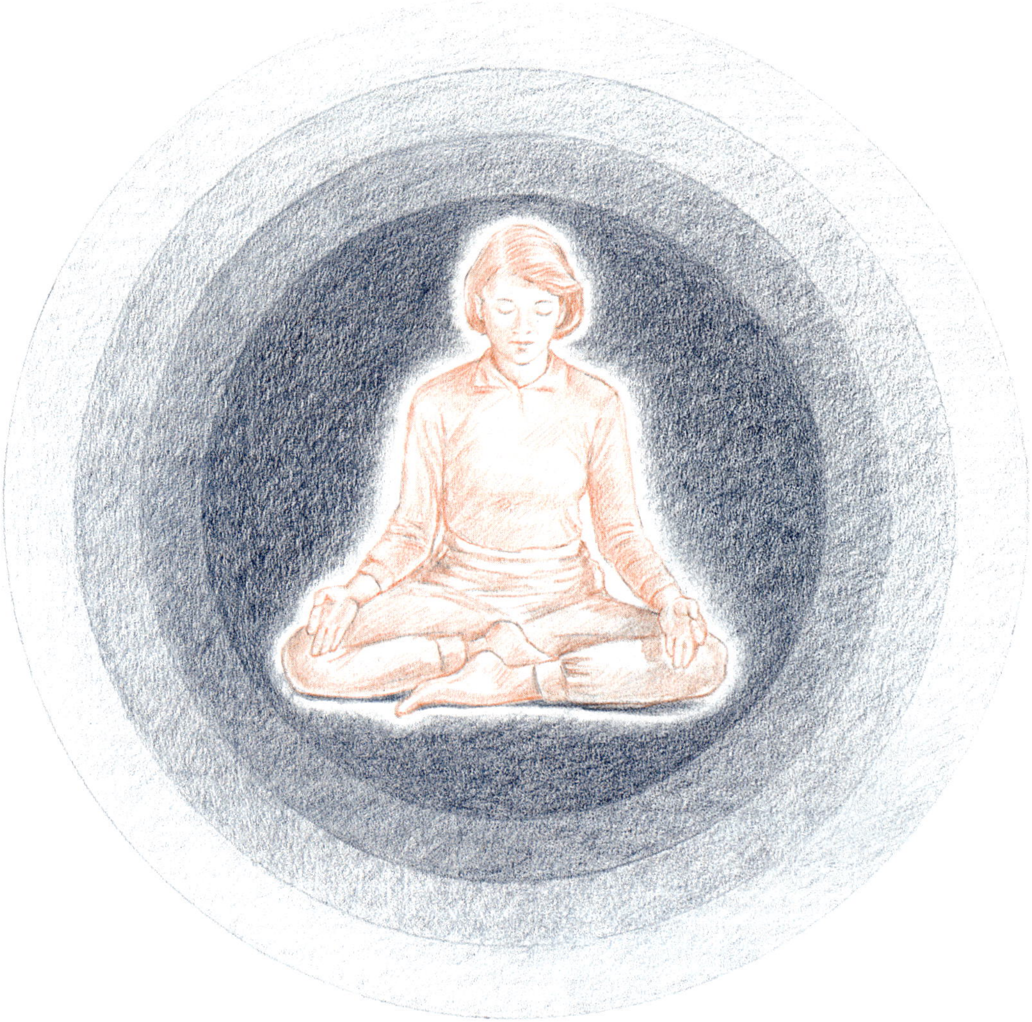

DIE FÜNF HÜLLEN DER EXISTENZ

Jede Hülle umfaßt die darunterliegenden
und geht über sie hinaus.
Die äußerste Hülle befindet sich jenseits von Raum und Zeit.

1 Physischer Körper
2 Vitalkörper (*prana*)
3 Mentalkörper (untere geistige Ebene)
4 Intellekt (höhere geistige Ebene)
5 Glückseligkeit (allumfassendes Bewußtsein)

Yoga wirkt unmittelbar auf die mentalen Unausgewogenheiten, die den psychosomatischen Beschwerden zugrunde liegen, und hält so das wesentliche Element bereit, das anderen modernen Therapien fehlt. Während *Gefühlspflege* und *Meditation* die Tyrannei der Gedanken und Gefühle bewußt machen, lehrt die *Glücksanalyse*, wie man in sich selbst Ruhe und Zufriedenheit findet. Gleichzeitig fördern die anderen Yogapraktiken die Wiederherstellung der Gesundheit auch auf anderen Ebenen. So ergänzt Yoga die medizinischen Methoden, die zwar den körperlichen Zustand verbessern, aber nicht das zugrundeliegende Problem behandeln.

GLÜCKSANALYSE

Bei der Glücksanalyse versucht man, das Wesen der Glückseligkeit zu verstehen, die die fünfte Seinsebene ausmacht. Im Grunde verkörpert sie die Erkenntnis, daß Glück von innen kommt und nicht von materiellem Besitz oder leiblichen Genüssen abhängt.

Glück wird oft mit Jubel und Hochstimmung oder dem Gefühl der Befriedigung beim Erreichen eines Zieles in Verbindung gebracht. Aber diese Glücksquellen sind zeitlich begrenzt, und oft folgen ihnen negative Gefühle, wie Müdigkeit oder Enttäuschung. Der echte, dauerhafte innere Friede setzt weder Anstrengungen voraus, noch zieht er Erschöpfung nach sich. Die Schriften über Yoga beschreiben das vollkommene Glück als einen Zustand der Ruhe, in dem man nicht mehr von unnötigen Gedanken und Ängsten belästigt wird, als Zustand vollkommener Gelassenheit und innerer Freiheit.

Yogaübungen bilden die Grundlage für diesen Zustand, aber man muß auch bewußt erkennen, was das vollkommene Glück ausmacht, und versuchen, es zu pflegen und zu erhalten. Beginnen Sie, indem Sie das Gefühl der Freude bei einer Ihnen angenehmen Tätigkeit näher betrachten. In dem Moment, in dem Sie etwas bekommen, das Sie sich wünschen, oder in dem Sie ein hochgestecktes Ziel erreichen – genau im Augenblick des Erfolges –, verschwinden die Gedanken, und der Geist taucht für einen Augenblick in die Hülle der »Glückseligkeit« ein. Dies ist die Quelle der Freude und aller Vorlieben und Abneigungen. Bestimmte Tätigkeiten oder Erfahrungen vermögen die Kanäle zur äußeren Hülle zeitweise zu öffnen und so positive Empfindungen hervorzurufen. Aber diese Gefühle sind zeitlich begrenzt und können uns dazu verleiten, die Mittel, mit denen wir sie erreicht haben, zu häufig einzusetzen.

Wenn Sie jedoch den kurzen Augenblick der Erfüllung isolieren und sich daran erinnern, können Sie lernen, ihn innerlich selbst entstehen zu lassen und sich aus der Abhängigkeit von äußeren Hilfsmitteln zu befreien. Zuerst können Sie den inneren Frieden vielleicht nicht lange aufrechterhalten, aber allmählich werden Sie weniger empfänglich für negative Einflüsse. Die Vorlieben und Abneigungen, die zu *adhis* führen können (S. 11), werden unwichtiger, und Ihre wachsende Aufgeschlossenheit für das allumfassende Bewußtsein stellt Ihr Leben in einen sinnvollen Zusammenhang.

DIE GRUNDLAGE DER YOGATHERAPIE

Yoga unterscheidet sich in der Art, wie er der Gesundheit dient, grundsätzlich von schulmedizinischen Methoden. Er versucht nicht, die Krankheit auf eine einzige Ursache zurückzuführen und diese zu beseitigen, sondern er behandelt die Krankheit, indem er den Gesundheitszustand auf allen Ebenen gleichzeitig verbessert und die innere Harmonie wiederherstellt.

Krankheiten treten auf, wenn das Gleichgewicht gestört ist (S. 10-11). Die Störung betrifft zwar vielleicht zuerst nur eine Ebene, kann sich aber schnell ausbreiten. Alle fünf Existenzhüllen stehen miteinander in Verbindung, daher kann eine Störung, die zuerst nur das Gemüt betrifft, bald auch auf die Körper- und *prana*-Hülle übergreifen. Ein schlechter Tag bei der Arbeit kann Sie zum Beispiel gereizt machen, er verstärkt aber auch die Streßreaktionen, kann Muskelverspannungen verursachen und raubt häufig Energie, was schließlich zu chronischer Müdigkeit führen kann.

Yoga enthält Elemente, die Probleme auf allen Ebenen angehen: *Asanas*, die die Muskeln entspannen und anregen und die inneren Organe massieren, *Pranayama*, das den Atem beruhigt und den Fluß des *Prana* reguliert, Entspannung und Meditation, die den Geist zur Ruhe bringen, und Gefühlspflege zur Heilung der Seele. So wie negative Einflüsse Störungen hervorrufen, haben auch positive Rückwirkungen. Die verschiedenen Arten von Yogaübungen verstärken sich gegenseitig und sind daher wirkungsvoller, wenn man sie zusammen praktiziert. Wenn Sie die *Asanas* durchführen und die Muskeln dehnen, werden muskuläre Verspannungen gelöst, und Sie können sich leichter entspannen. Ebenso lassen auch körperliche Verspannungen nach, wenn Sie sich geistig entspannen und unterdrückte Gefühle herauslassen. Jedes Element des Yoga wirkt auf allen Ebenen wohltuend und verstärkt gleichzeitig die Wirkung der anderen Übungsarten.

Das ist das Wesen des Yoga – sowohl als Vorbeugungsmaßnahme wie auch als Heilmittel. Wenn Sie täglich ein vollständiges Yogaprogramm durchführen, können Sie Ihr natürliches Gleichgewicht und die innere Harmonie wiederherstellen und so körperlich, geistig und seelisch wirklich gesund werden.

ZUR ARBEIT MIT DIESEM BUCH

Yoga bei Beschwerden zeigt Ihnen, wie Sie Ihr tägliches Übungsprogramm aufbauen und durchführen können. Teil 1, auf den Seiten 17-43, erläutert das *Grundprogramm*, das der Verbesserung von Gesundheit und Leistungsfähigkeit allgemein gilt. Wenn Sie keine besonderen Beschwerden haben, brauchen Sie sich nur mit diesem Teil zu beschäftigen.

Wenn Sie Yoga als Teil einer Therapie gegen bestimmte Beschwerden einsetzen wollen, müssen Sie das *Grundprogramm* vielleicht abändern. Bei chronischen oder schweren Krankheiten können manche Yogaübungen gefährlich sein und sollten daher vermieden werden. In anderen Fällen kann man die Genesung beschleunigen, wenn man Schwerpunkt und Inhalte der täglichen Übungen verändert. Im Teil *Beschwerden* auf den Seiten 45-91 wird gezeigt, wie Sie Übungsfolgen zur Behandlung alltäglicher Beschwerden aufbauen können. Die Ursachen der Beschwerden werden erklärt und wie Yoga helfen kann, außerdem enthält dieser Teil Ratschläge und Gegenanzeigen. Am Ende der einzelnen Abschnitte finden Sie meistens Hinweise, wie Sie das *Grundprogramm* abändern können. Hier werden die Übungen aufgeführt, die Sie schwerpunktmäßig durchführen oder die Sie meiden sollten, auch zusätzliche Übungen werden vorgeschlagen, die nützlich, aber im *Grundprogramm* nicht enthalten sind. Lesen Sie zuerst Seite 45, dort finden Sie genaue Anweisungen für den Aufbau eines individuellen Programms. Lesen Sie dann den Abschnitt über Ihre Beschwerden. Die Beschwerden sind nach Körperbereichen in Gruppen eingeteilt (siehe Inhaltsverzeichnis). Wo die Yogaübungen für eine Reihe von Beschwerden ähnlich sind, werden sie unter einer Hauptüberschrift zusammengefaßt. Falls Sie also die Störung, die Sie behandeln möchten, nicht finden, sollten Sie im Register (S. 92-94) nachschlagen.

Anschließend lesen Sie auf den Seiten 17-19 die Ratschläge für die Planung und zeitliche Einteilung Ihrer Yogaübungen und auf den Seiten 20-43 die Anleitungen zur Durchführung. Vielleicht müssen Sie das *Grundprogramm* auf Ihre speziellen Beschwerden zuschneiden, behalten Sie aber trotzdem die ganzheitliche Vorgehensweise der Yogatherapie im Blick (S. 14). Es hilft Ihnen nicht, wenn Sie nur die Übungen machen, die für Ihre Beschwerden empfohlen werden, und den Rest vernachlässigen. Machen Sie sich das Programm soweit wie möglich zu eigen, und lassen Sie nur die Teile aus, vor denen Sie ausdrücklich gewarnt werden.

Obwohl Yoga und die speziellen Übungsfolgen in diesem Buch sehr hilfreich sein können, sei zum Schluß darauf hingewiesen, daß sie die übliche medizinische Behandlung nicht ersetzen können. Ziehen Sie zusätzlich zur Yogatherapie immer Ihren Arzt zu Rate, und verwenden Sie dieses Buch niemals zur Eigendiagnose. In vielen Fällen können operative Eingriffe oder Medikamente notwendig sein, um schwere Krankheiten zu verhüten. Die Methoden der modernen Medizin und die alten Yogatherapien sollten zusammen angewendet werden. Auf diese Weise kann Yoga die Wirkung der modernen Behandlungsmethoden steigern und die unangenehmen Nebenwirkungen mildern. So ist es zum Beispiel möglich, daß Sie, wenn Sie regelmäßig Yoga praktizieren, nach Absprache mit Ihrem Arzt oder Heilpraktiker Ihre Medikamente niedriger dosieren können.

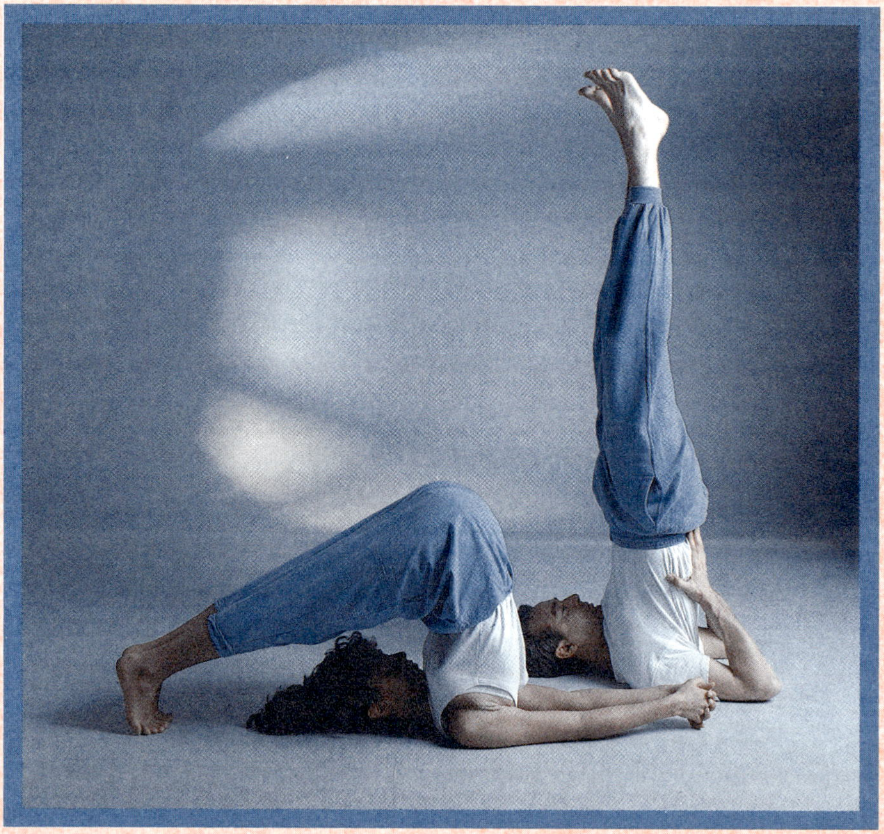

Das Grund-programm

Yoga ist ein Weg, der zu Gesundheit von Körper, Geist und Seele führt. Wenn Yoga Wirkung zeigen soll, müssen Sie ihn zu einem Teil Ihres Lebens machen und täglich praktizieren. Das *Grundprogramm* auf den Seiten 17-43 liefert das Gerüst für Ihre täglichen Yogaübungen.

Das *Grundprogramm* ist in der Reihenfolge dargestellt, in der man es durchführen sollte. Die *Vorübungen* bereiten Sie auf die *Asanas* vor und wirken außerdem beruhigend. Die folgenden vier Zyklen von *Asanas* sind so aufgebaut, daß eine Gruppe jeweils die Ausgleichsstellungen zur vorangegangenen bietet. Darauf folgt *Entspannung*, anschließend die Atemübungen, *Pranayama*, und den Schluß bildet die *Meditation*. *Gefühlspflege* und *Ernährung und Lebensweise* erläutern, wie man Yoga in den Alltag integriert.

Die Seiten 17-19 zeigen, wie man bestimmte Übungen im Wechsel vornehmen kann. Im Kapitel *Beschwerden* (S. 45-91) finden Sie Anleitung zum Aufbau von Übungsfolgen gegen spezifische Beschwerden. Lernen Sie Yoga möglichst bei einem ausgebildeten Yogalehrer, vor allem, wenn Sie dieses Buch zur Unterstützung einer Heilbehandlung verwenden. Bei Beschwerden, die hier nicht erwähnt sind, sollten Sie sich an einen Arzt oder Yogaspezialisten wenden.

Wählen Sie für die Yogaübungen einen ruhigen Ort, entweder im Freien oder in einem gut belüfteten Raum. Tragen Sie lockere, bequeme Kleidung, und üben Sie auf einem Teppich oder einer Decke auf dem Fußboden.

VORSICHTSMASSNAHMEN UND GEGENANZEIGEN

Die Übungen in diesem Buch sind sanft und normalerweise unschädlich. Wenden Sie sich aber immer an Ihren Arzt oder einen Yogaspezialisten, wenn Sie diesbezüglich unsicher sind. Größte Vorsicht ist bei schweren Krankheiten und nach Operationen geboten. Während der Schwangerschaft sollten Sie alle *Vorübungen*, jedes Vorwärtsbeugen, die *Asanas in Bauchlage* (S. 29-30), die *Schnelle Bauchatmung* (S. 39), die *Verstärkte Wechselatmung* (S. 70), den *Bauchverschluß* (S. 74) und die *Bauchpumpe* (S. 76) meiden. Verwenden Sie mehr Zeit auf die *Tiefenentspannung* (S. 37), *Pranayama* (S. 38-39) und *Meditation* (S. 40). Machen Sie nach der zwölften Schwangerschaftswoche keine *Asanas* mehr. Eine vereinfachte Übungsfolge mit abgewandelten *Asanas*, von einem Yogaspezialisten zusammengestellt, kann jedoch nützlich sein.

PLANUNG DES TÄGLICHEN ÜBUNGSPROGRAMMS

Die Wirkung des Yoga hängt von der regelmäßigen und häufigen Durchführung ab. Dazu brauchen Sie ein Übungsprogramm, das Ihre speziellen Bedürfnisse berücksichtigt, und Sie müssen Ihre Fähigkeiten und Ihre verfügbare Zeit realistisch einschätzen. Zum Aufbau einer Übungsfolge für spezifische Beschwerden lesen Sie zuerst Seite 45 und den Abschnitt über Ihre Beschwerden. Anschließend, oder wenn Sie ganz allgemein ein Programm zur Verbesserung und Erhaltung Ihrer Gesundheit wünschen, ermitteln Sie, wann, was und wie lange Sie jeden Tag üben müssen.

Machen Sie die Übungen regelmäßig zu einer bestimmten Zeit, entweder vor dem Frühstück oder vor dem Abendessen. Wenn das nicht möglich ist, sollten Sie nach einer Zwischenmahlzeit mindestens eine halbe Stunde und nach einer Hauptmahlzeit dreieinhalb Stunden mit den Übungen warten. Wählen Sie zwischen der langen (eine Stunde) und der kurzen (eine halbe Stunde) Version des *Grundprogramms*. In beiden Fällen müssen Sie einige Übungen alle zwei Tage im Wechsel machen, wie aus der nebenstehenden Tabelle ersichtlich. Wenn Sie nur sehr wenig Zeit haben, machen Sie den *Sonnengruß*.

Ein Übungsprogramm gegen spezifische Beschwerden kann länger als eine Stunde dauern, weil es oft zusätzliche Übungen und Schwerpunktübungen enthält. In diesem Fall können Sie die anderen Übungen über mehrere Tage rotieren lassen. Jedes Übungsprogramm sollte aber Dehnungen in jede Richtung enthalten, und wenn Sie sich nach einer Seite drehen, dehnen oder beugen, müssen Sie auch die Ausgleichsstellung in die andere Richtung einnehmen. Wählen Sie die Übungen aus, die Ihren Fähigkeiten und Bedürfnissen entsprechen, beachten Sie aber immer die Warnungen im Kapitel *Beschwerden*. Beginnen Sie mit Übungen, die Ihnen leichtfallen, und nehmen Sie die schwierigeren allmählich hinzu. Die Tabelle gibt Anhaltspunkte zum Schwierigkeitsgrad. Und gehen Sie nicht zu schnell vor.

GEBRAUCH DER TABELLE

Die Übungen sind in der Reihenfolge aufgelistet, wie sie praktiziert werden sollten. Das Sternchen (*) kennzeichnet Übungen, die man meiden sollte, bis einem die leichteren Übungen vertraut sind. Die Symbole in der zweiten Spalte zeigen an, welche Übungen im Wechsel jeden zweiten Tag gemacht werden. Übungen mit den gleichen Symbolen sollten auch alle am gleichen Tag ausgeführt werden, also Übungen mit □ an einem und Übungen mit ■ am nächsten Tag. Wenn eine Übung beide Symbole hat, sollte man sie jeden Tag machen. Die dritte Spalte gibt die Zeit für das lange, die vierte die Zeit für das kurze tägliche Übungsprogramm an. In der letzten Spalte finden Sie die *Höchstzeiten*, die Sie für Ihre Schwerpunktübungen anstreben können.

	Übungen	Übungen im Wechsel 1 2	Zeit(Minuten) Ganzes Programm	Kurzes Programm	Schwerpunkt
	VORÜBUNGEN				
Atmen und Dehnen	Atmen mit Armdehnung	□ ■	1	½	2
	Atmen mit Handdehnung	□ ■	2	–	2
	Baumatmen	□ ■	1	–	1½
	Katzenbuckel	□ ■	1	½	2
	Kaninchenatmung	□ ■	½	–	½
	Einseitiges Beinheben	□ ■	2	1½	2
Lockern und Sonnengruß	Joggen	□ ■	2	1	2
	Vorwärts-rückwärts-Beugung	□ ■	½	½	½
	Seitwärtsdehnung	□ ■	½	–	½
	Drehen	□ ■	½	½	½
	Embryo	□ ■	1	–	1
	Sonnengruß*	□ ■ ○	3½	1½	10
	Sofortentspannung	□ ■	2	2	2
	ASANAS				
Im Stehen	Seitlicher Bogen	□	4	4	4
	Hand-Fuß-Stellung	□	3	3	3
	Rückwärtsdehnung	□	2	2	2
	Dreieck*	□	½	–	½
In Bauchlage	Kobra	■	2	1	4
	Heuschrecke	■	2	1	4
	Bogen*	■	1	½	3
	Krokodil	■	1	½	3
In Rückenlage	Halber Schulterstand *oder*	■	2	2	5
	Schulterstand*	■	2	2	5
	Pflug*	■	1	–	3
	Brücke	■	1	–	3
	Fisch*	■	1	1	3
Im Sitzen	Fersensitz	□	1	½	2
	Mond	□	2	–	3
	Kamel*	□	2	–	3
	Drehsitz	■	3	–	4
	Vorwärtsdehnung	■	2	1	4
	Kniebeugung in Rückenlage*	■	1	–	4
Ent-spannen	ENTSPANNUNG				
	Kurzentspannung *oder*	□ ■	5	5	10
	Tiefenentspannung	□ ■	10	5	20
	PRANAYAMA & MEDITATION				
Pranayama und Meditation	Teilatmung	□ ■	4	1	5
	Schnelle Bauchatmung*	□ ■	4	2	10
	Wechselatmung*	□ ■	4	2	10
	Atmen mit eingerollter Zunge*	■	1	–	2
	Atmen auf Ton	□	2	–	3
	Meditation	■	5	5	15

□ = Übungen im Wechsel 1. Tag
■ = Übungen im Wechsel 2. Tag
○ = Kann aus dem allgemeinen Programm ausgelassen werden
* = Schwierige Übungen

Vorübungen

ATMEN UND DEHNEN
Die sanften Übungen auf dieser Seite führen zu dem inneren Zustand, den Sie für Yoga brauchen. Schließen Sie dabei die Augen und achten Sie auf Ihre inneren Wahrnehmungen. Die Ausatmung soll länger dauern als die Einatmung, und Atmung und Bewegungen sollen synchron erfolgen. Achten Sie darauf, wie Sie mit der Verlangsamung Ihrer Atmung ruhiger werden.
VORSICHT! Gegenanzeigen: *Katzenbuckel und Kaninchenatmung bei Epilepsie.*

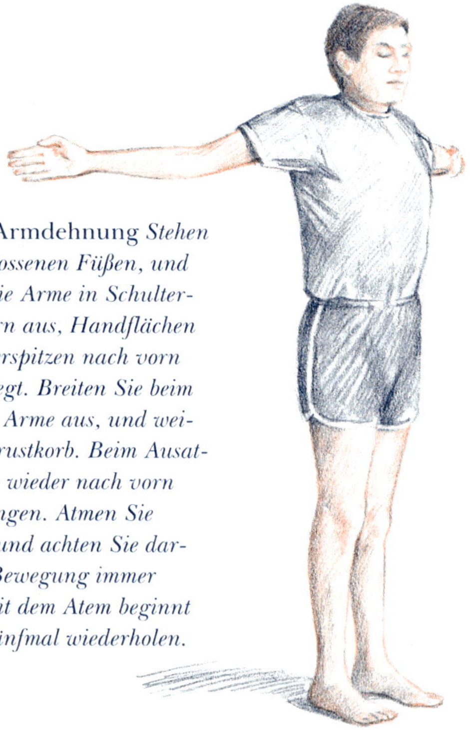

Atmen mit Armdehnung *Stehen Sie mit geschlossenen Füßen, und strecken Sie die Arme in Schulterhöhe nach vorn aus, Handflächen mit den Fingerspitzen nach vorn zusammengelegt. Breiten Sie beim Einatmen die Arme aus, und weiten Sie den Brustkorb. Beim Ausatmen die Arme wieder nach vorn zusammenbringen. Atmen Sie gleichmäßig, und achten Sie darauf, daß die Bewegung immer gleichzeitig mit dem Atem beginnt und endet. Fünfmal wiederholen.*

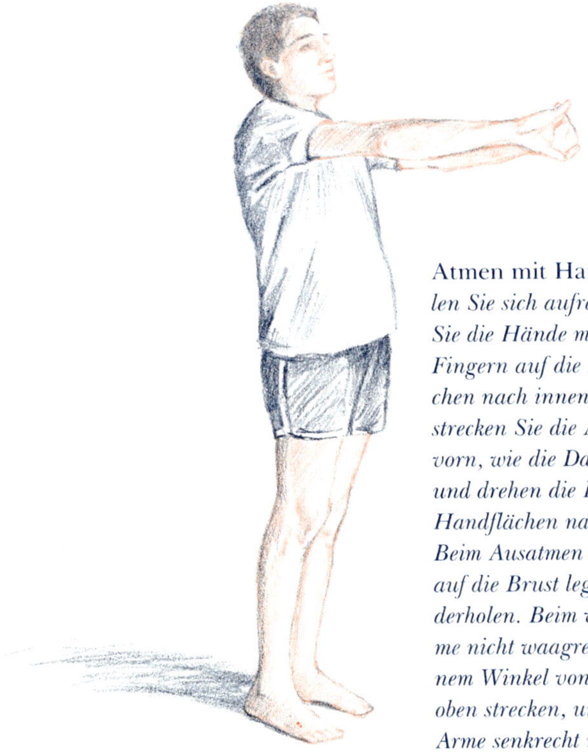

Atmen mit Handdehnung *Stellen Sie sich aufrecht hin, und legen Sie die Hände mit verschränkten Fingern auf die Brust, Handflächen nach innen. Beim Einatmen strecken Sie die Arme gerade nach vorn, wie die Darstellung zeigt, und drehen die Hände, so daß die Handflächen nach außen zeigen. Beim Ausatmen die Hände zurück auf die Brust legen. Dreimal wiederholen. Beim viertenmal die Arme nicht waagrecht, sondern in einem Winkel von 45 Grad nach oben strecken, und zum Schluß die Arme senkrecht nach oben strecken, Hände über den Kopf.*

Baumatmung *Stehen Sie aufgerichtet, mit herabhängenden Armen, die Finger verschränkt, Handflächen weisen zum Boden. Heben Sie sich beim Einatmen auf die Zehenspitzen, und bringen Sie gleichzeitig die Hände aufwärts zur Brust und weiter nach oben über den Kopf, wie in der letzten Stellung von* Atmen mit Handdehnung. *Spüren Sie beim Strecken die Dehnung von den Knöcheln bis in die Fingerspitzen. Beim Ausatmen senken Sie die Arme und rollen die Füße wieder ab. Fünfmal wiederholen.*

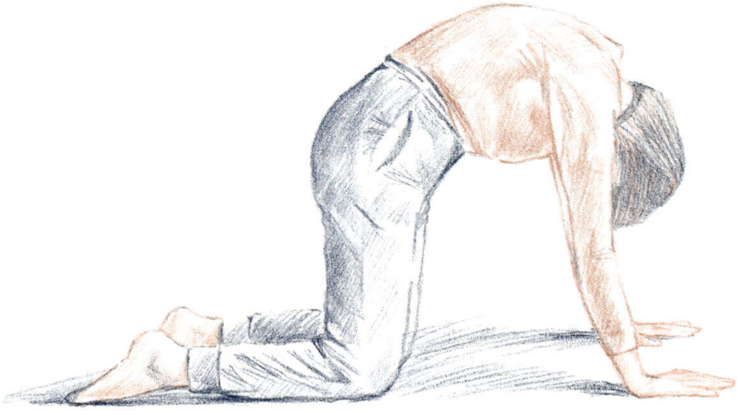

Katzenbuckel *Lassen Sie sich auf Hände und Knie nieder, Arme und Oberschenkel stehen dabei senkrecht. Senken Sie beim Ausatmen langsam den Kopf, und wölben Sie den Rücken nach oben, so daß er rund wird. Beim Einatmen legen Sie den Kopf in den Nacken und biegen den Rücken nach unten durch. Spüren Sie die Dehnung in Wirbelsäule, Nacken und Schultern. Wiederholen Sie die Übung mehrmals, dabei langsam atmen und nicht nur den Kopf bewegen, sondern den Rücken so stark wie möglich wölben und durchbiegen.*

Kaninchenatmung *Knien Sie sich auf den Boden, und setzen Sie sich auf die Fersen. Beugen Sie sich mit dem ganzen Oberkörper nach vorn, und legen Sie Ellbogen und Handflächen neben die Knie auf den Boden. Die Hände zeigen nach vorn, der Kopf bleibt erhoben. Öffnen Sie den Mund, strecken Sie die Zunge heraus, und hecheln Sie schnell und heftig. Nur mit dem oberen Teil des Brustkorbs atmen, zwanzig Atemzüge lang. Dann schließen Sie den Mund wieder und setzen sich auf.*

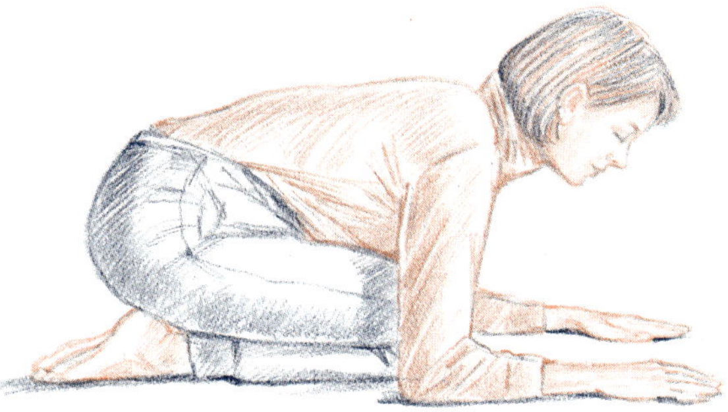

Einseitiges Beinheben *Legen Sie sich hin, Arme neben dem Körper. Beim Einatmen heben Sie langsam das rechte Bein, so weit wie Sie können, ohne daß die Kniesehnen schmerzen. Senken Sie das Bein wieder, und atmen Sie dabei aus. Das Knie darf nicht gebeugt werden, und der Rücken soll überall am Boden anliegen. Heben Sie jedes Bein fünfmal. Sobald Ihnen das leichtfällt, machen Sie danach die Übung mit beiden Beinen (S. 58), aber beachten Sie die Gegenanzeigen.*

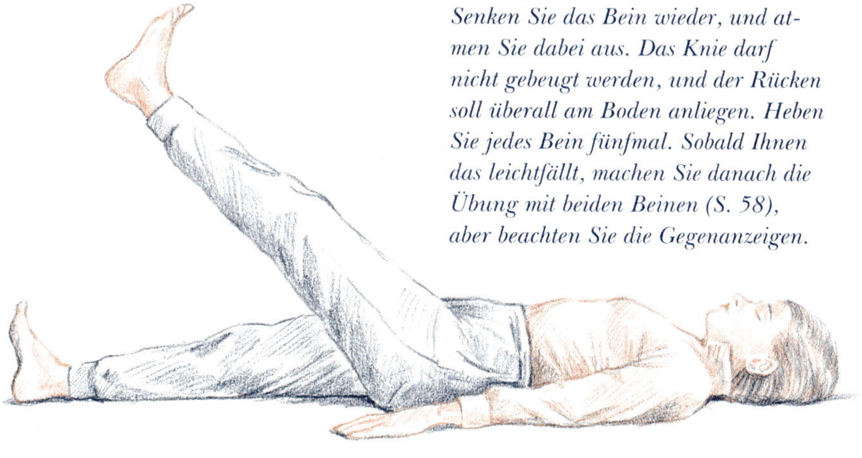

LOCKERUNGSÜBUNGEN

Die folgenden Bewegungsübungen dienen der Vorbereitung auf die Asanas.

VORSICHT! Gegenanzeigen: *Lockerungsübungen bei Hypertonie, Blutgerinnseln, Herzerkrankungen und im ersten Monat der Yogaübungen während der Menopause. Joggen bei Krampfadern, Rückenschmerzen, Hämorrhoiden, Hernien, Bandscheibenproblemen. Vorwärts-rückwärts-Beugung bei Schmerzen im unteren Rücken. Hernien, Bandscheibenproblemen, Glaukom, Druckgefühl in Kopf und Nacken. Seitwärtsdehnung bei Schmerzen im unteren Rücken, Hernien, Bandscheibenproblemen. Drehen bei Hernien, Bandscheibenproblemen.*

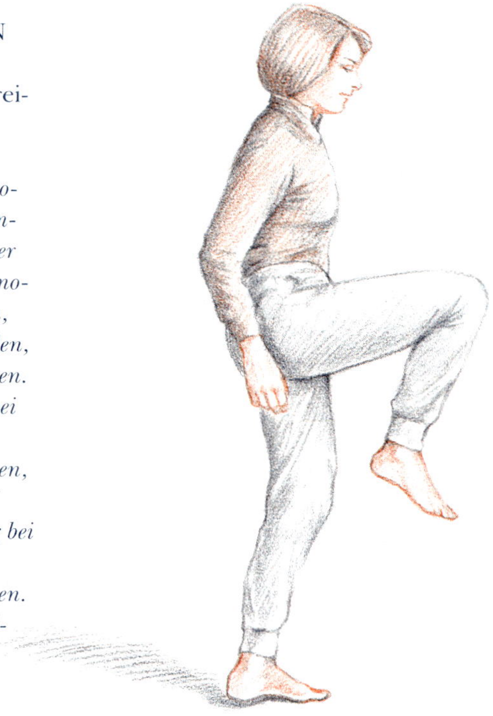

Joggen *Laufen Sie auf der Stelle, die Hände locker geballt vor der Brust, der Körper soll entspannt sein. Treten Sie zuerst nach rückwärts und oben, versuchen Sie, mit den Fersen gegen die Pobacken zu schlagen. Zehnmal wiederholen (mit jedem Bein fünfmal). Treten Sie dann nach vorn, heben Sie die Knie dabei bis an die Brust, ebenfalls zehnmal. Als nächstes treten Sie zehnmal rückwärts und seitwärts. Beginnen Sie langsam, und steigern Sie die Geschwindigkeit allmählich, bis Sie so schnell »laufen«, wie Sie können. Zum Schluß beugen Sie sich vor, stützen die Hände auf die Oberschenkel und ruhen sich aus, bis Sie wieder normal atmen.*

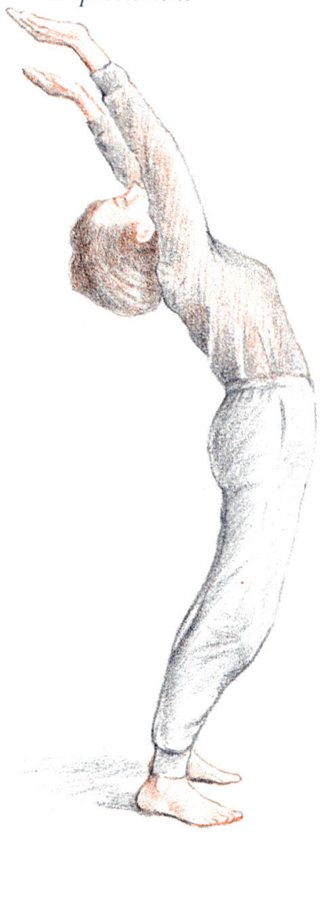

Vorwärts-rückwärts-Beugung *Beugen Sie sich beim Einatmen mit nach oben gestreckten Armen zurück. Beim Ausatmen richten Sie sich wieder auf und beugen sich dann so weit nach vorn, wie Sie können. Wiederholen Sie diese Vorwärts-rückwärts-Bewegung, und achten Sie dabei auf die Atmung. Steigern Sie allmählich die Geschwindigkeit, so daß Körper und Arme zu schwingen beginnen. Die Bewegung soll aber weder zu schnell noch ruckartig sein.*

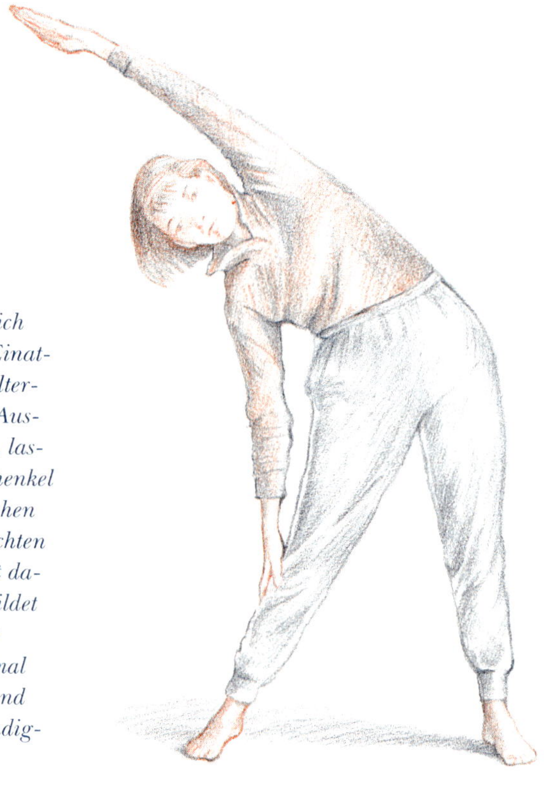

Seitwärtsdehnung *Stellen Sie sich breitbeinig hin. Heben Sie beim Einatmen den rechten Arm bis in Schulterhöhe, parallel zum Boden. Beim Ausatmen beugen Sie sich nach links, lassen die linke Hand am linken Schenkel abwärts zur Ferse gleiten und drehen den Kopf, so daß Sie an Ihrem rechten Arm hinaufsehen, das Kinn bleibt dabei eingezogen, und der Körper bildet eine Ebene. Dann das gleiche zur rechten Seite. Für jede Seite fünfmal wiederholen, langsam beginnen und nach einigen Tagen die Geschwindigkeit steigern.*

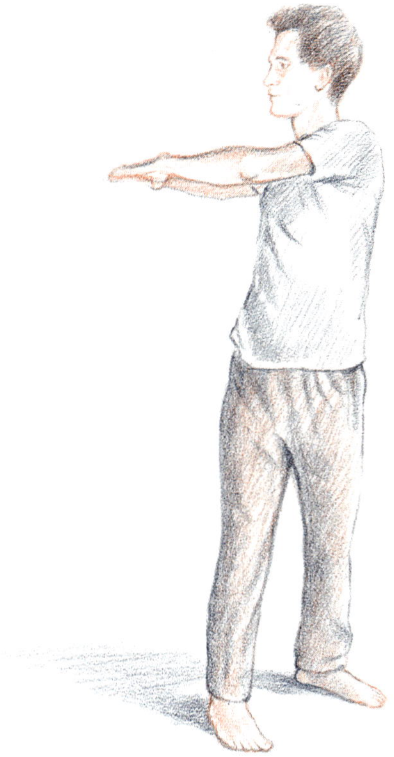

Drehen *Stellen Sie die Füße 60 cm weit auseinander, und strekken Sie die Arme waagrecht aus. Drehen Sie sich beim Ausatmen nach rechts, strecken Sie den rechten Arm weit nach hinten, winkeln Sie den linken Arm an, und schauen Sie hinter sich. Halten Sie sich dabei gerade. Beim Einatmen wieder nach vorn drehen und dann nach links. Oft wiederholen, dabei langsam die Geschwindigkeit steigern. Bewegen Sie sich nicht ruckartig, und überdehnen Sie die Muskeln nicht.*

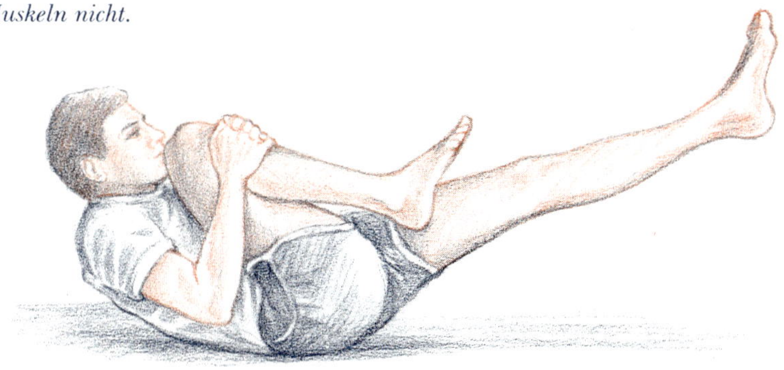

Embryo *Legen Sie sich auf den Boden, Fersen geschlossen und die Arme nach hinten ausgestreckt. Ziehen Sie die Knie an, heben Sie dabei die Beine, und atmen Sie langsam ein. Beim Ausatmen drücken Sie mit verschränkten Fingern die Knie gegen die Brust und legen das Kinn darauf. Heben Sie dann das gestreckte linke Bein in einem Winkel von 45 Grad an, und beschreiben Sie damit Kreise in der Luft, fünfmal im Uhrzeigersinn und fünfmal andersherum, dabei normal atmen. Das gleiche mit dem rechten Bein. Ziehen Sie zum Schluß wieder beide Beine an die Brust, und schaukeln Sie ein paarmal vor und zurück.*

Sofortentspannung *Legen Sie sich auf den Boden, und spannen Sie beim Einatmen Zehen, Füße und Waden an, ziehen Sie die Kniescheiben hoch, und spannen Sie Oberschenkel und Pobacken an. Beim Ausatmen den Bauch einziehen, Fäuste ballen und die Armmuskeln anspannen. Wieder einatmen und dabei den Brustkorb ausdehnen und Schultern, Nacken und Gesichtsmuskeln anspannen. Spannen Sie Ihren Körper etwa weitere drei Sekunden lang an, entspannen Sie sich dann mit dem Ausatmen, und breiten Sie Arme und Beine aus. Behalten Sie die obige Reihenfolge bei, und lassen Sie sich für jede Muskelgruppe einige Sekunden Zeit.*

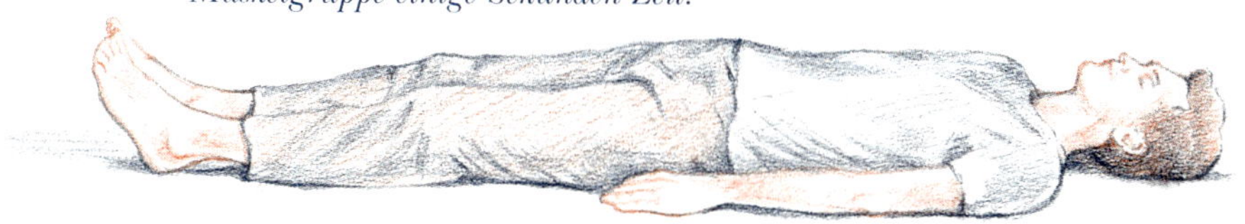

DER SONNENGRUSS

In Indien wird diese Übung traditionell bei Sonnenaufgang und Sonnenuntergang mit Blick auf die Sonne ausgeführt. Wenn das nicht möglich ist, stellen Sie sich einen Sonnenaufgang über einer schönen Landschaft vor. Den Sonnengruß dann ausführen, wenn Sie keine Zeit für ein längeres Übungsprogramm haben. Machen Sie die Übungsfolge immer paarweise, und schließen Sie mit Sofortentspannung (S. 23) ab.

VORSICHT! Gegenanzeigen: *Sonnengruß bei Hypertonie, Hernien, Schmerzen im unteren Rückenbereich, Blutgerinnseln.*

11 Beim Ausatmen den linken Fuß neben den rechten stellen. Dann die Beine strecken und den Oberkörper nach unten beugen. Beim Einatmen richten Sie sich wieder auf. Nun können Sie die Übungsfolge von vorn beginnen, aber mit dem anderen Bein.

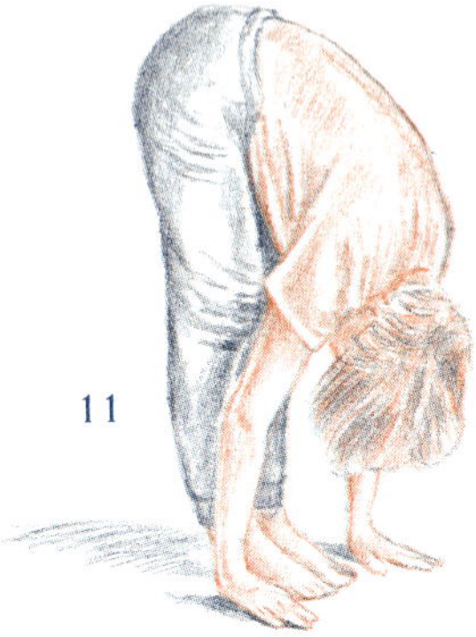

11

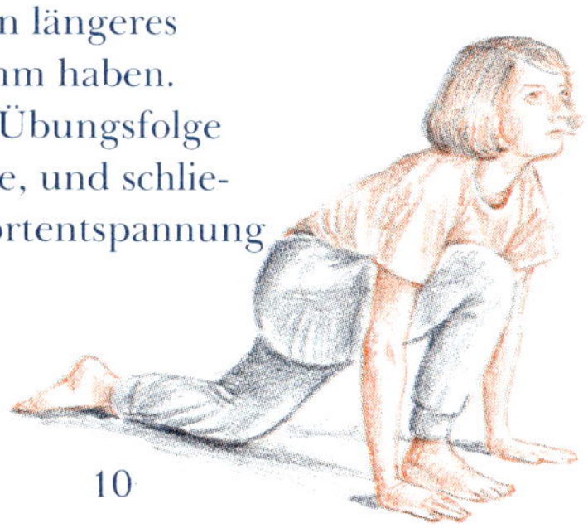

10

9 & 10 Beim Einatmen die Knie beugen und auf die Fersen setzen, Stirn auf dem Fußboden. Ausatmen. Beim Einatmen wieder aufrichten und den rechten Fuß zwischen die Hände stellen.

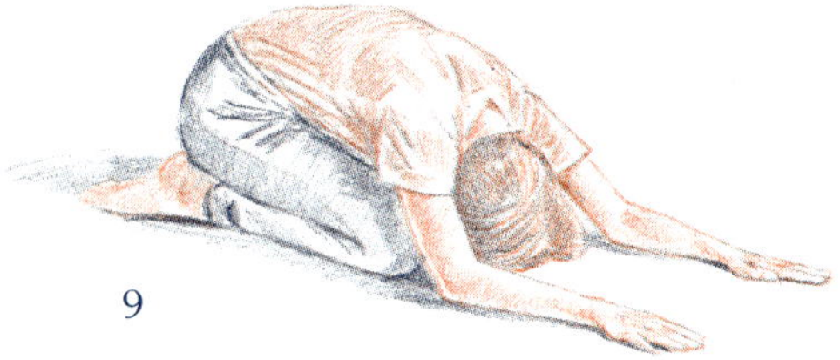

9

8 Beim Ausatmen das Gesäß heben, die Füße möglichst flach auf dem Boden stehen lassen und die Beine strecken. Bilden Sie mit Ihrem Körper ein Dreieck.

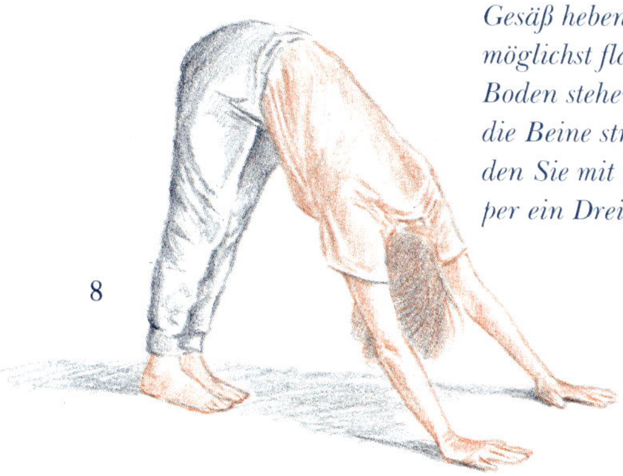

8

7 Ohne einzuatmen wieder nach vorn gehen, dabei auf die Hände stützen. Knie, Brust und Stirn ruhen auf dem Boden, aber das Gesäß ist angehoben. Dann drükken Sie sich beim Einatmen mit den Armen hoch, legen den Kopf in den Nacken und biegen den Rücken durch.

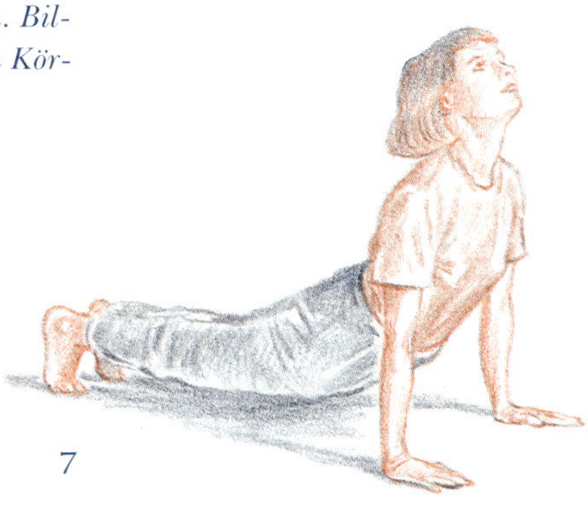

7

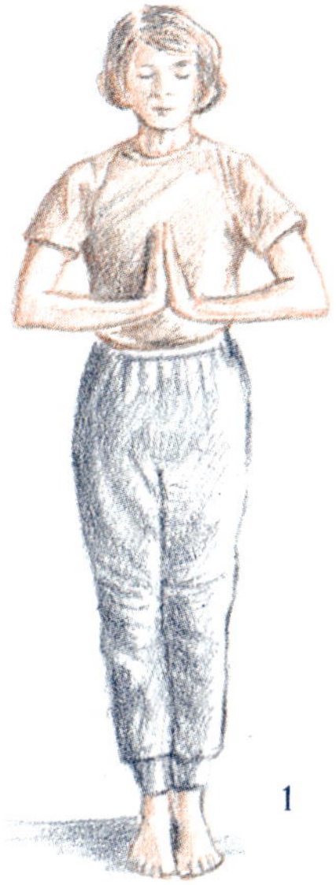

1

1 & 2 Stehen Sie aufrecht mit geschlossenen Beinen, die Hände vor der Brust zusammengelegt, Fingerspitzen zeigen nach oben. Singen Sie »OM HRAM«, und nehmen Sie dann beim Einatmen die Hände über den Kopf, und dehnen Sie sich nach hinten. Die Handflächen zeigen nach oben, und der Kopf liegt im Nacken.

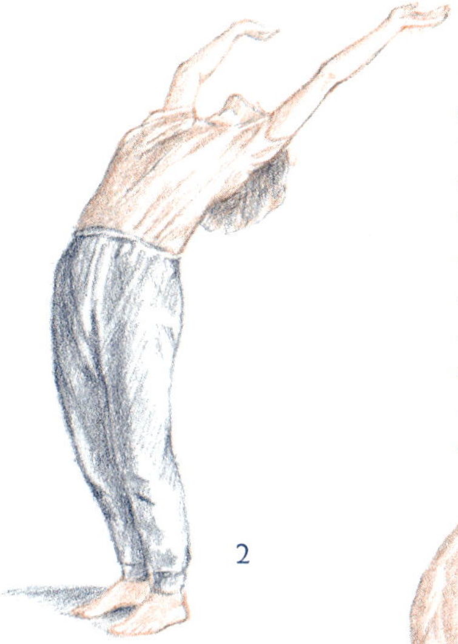

2

3 Beim Ausatmen beugen Sie sich möglichst weit nach vorn, dabei sollen die Knie nicht gebeugt werden, und der Rücken bleibt gerade. Verstärken Sie die Dehnung mit der Zeit, bis Sie mit der Stirn die Knie berühren und die Hände flach auf den Boden legen können.

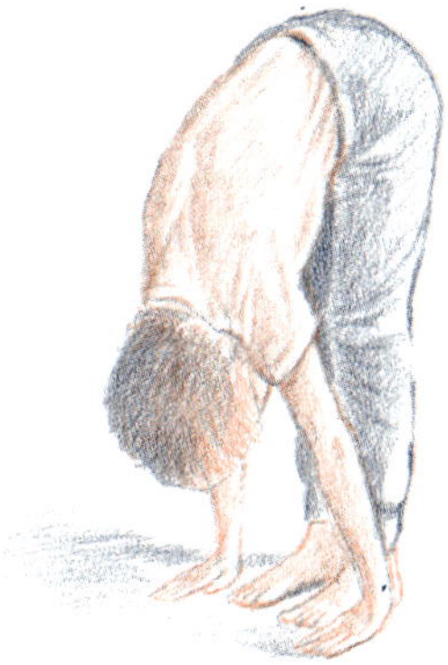

3

4 Beim Einatmen die Knie beugen, die Hände neben den Füßen auf den Boden stützen und das rechte Bein so weit wie möglich nach hinten strecken, das Knie berührt den Boden. Aufschauen und die Hüften nach vorn schieben.

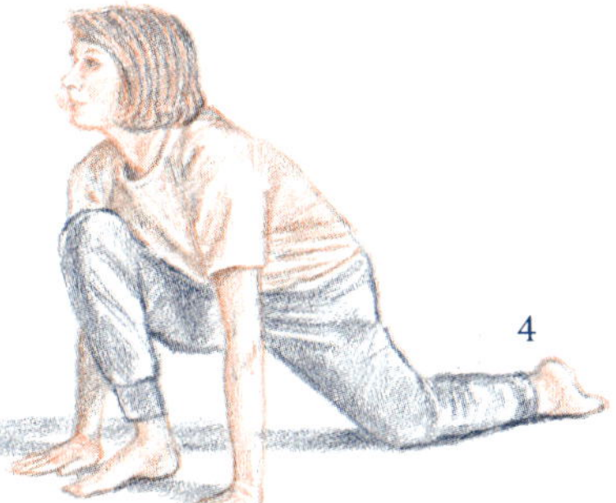

4

5 & 6 Strecken Sie nun auch das rechte Bein nach hinten, und atmen Sie vollständig aus. Beim Einatmen mit dem Körper zurückgehen und sich auf die Fersen setzen, die Stirn berührt den Fußboden. Dann ausatmen.

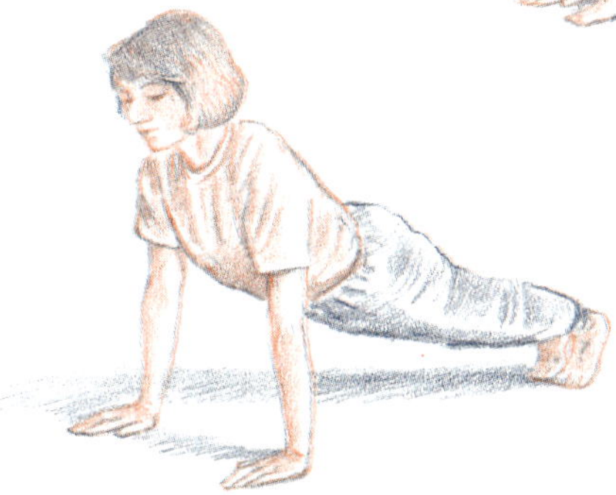

5

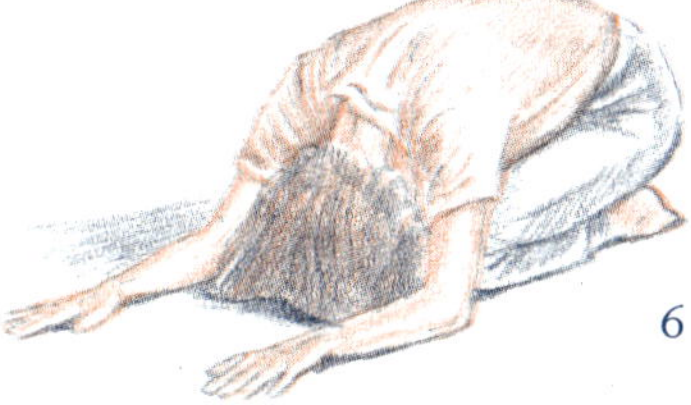

6

Asanas

Die Wirkung der Yogastellungen oder *Asanas* ist tiefergreifender als die der *Vorübungen*. Diese lockern Muskeln und Gelenke, durch das Halten der Stellungen aber wird der Muskeltonus verbessert, die inneren Organe werden massiert und Atmung und Kreislauf angeregt. Auf der feinstofflichen Ebene fördern die *Asanas* den Energiefluß im Körper, und durch die Entspannung der Muskeln kommt auch das Gemüt zur Ruhe.

Achten Sie bei der Ausführung der *Asanas* auf Ihre Körpergefühle. Spüren Sie den Dehnungen, den Druckveränderungen und der Verlangsamung Ihres Atems nach. Entspannen Sie sich beim Ausatmen tiefer in die *Asanas* hinein, und bleiben Sie beim Einatmen in der erreichten Stellung. Wenn Sie das beherrschen, wird Ihnen das Halten der Stellungen beinahe mühelos erscheinen. Bis dahin sollten Sie aber vorsichtig sein, damit Sie sich nicht verletzen. Strengen Sie sich möglichst wenig an. Wenn Sie auf Ihren Körper hören, lernen Sie die richtigen Stellungen bei der Ausführung der Übungen. Gehen Sie immer bis in eine Haltung, in der Sie sich noch wohl fühlen, und üben Sie von da aus langsam weiter. Überdehnen Sie sich nicht.

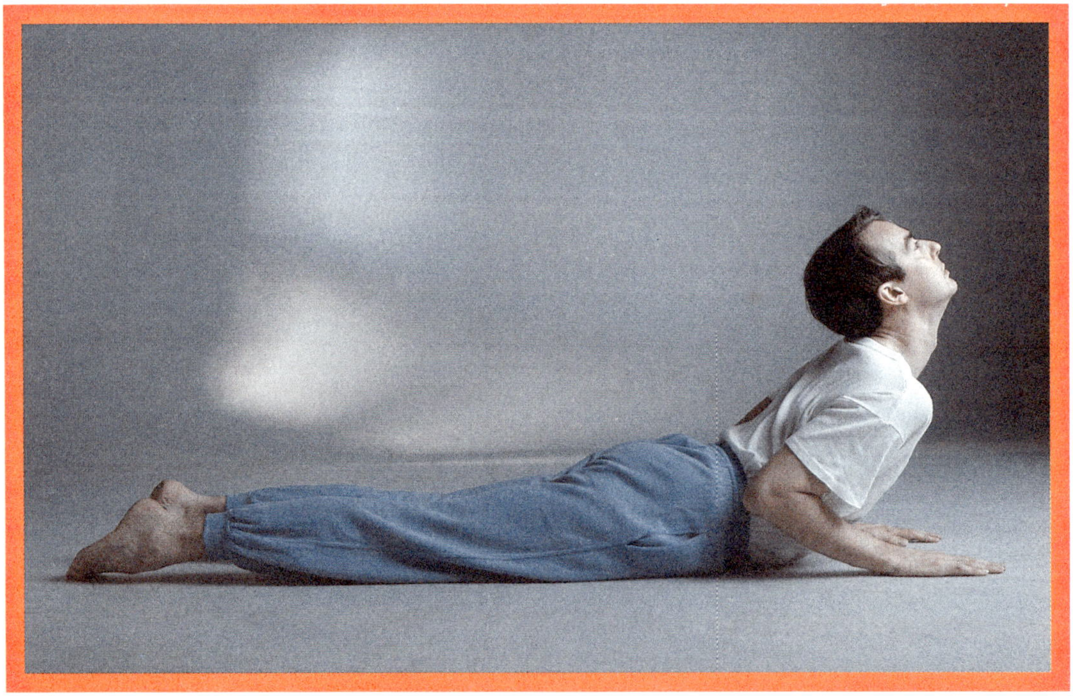

DIE KOBRA

ASANAS IM STEHEN

Die folgenden Stellungen stärken die Muskeln, verbessern das Gleichgewicht und dehnen den Körper in alle Richtungen. Sie bereiten auf die *Asanas* in Bauch- und Rückenlage und im Sitzen vor.

VORSICHT! Gegenanzeigen: *Asanas im Stehen bei Blutgerinnseln, Hand-Fuß-Stellung bei Hypertonie, Glaukom, Druck in Kopf und Nacken.*

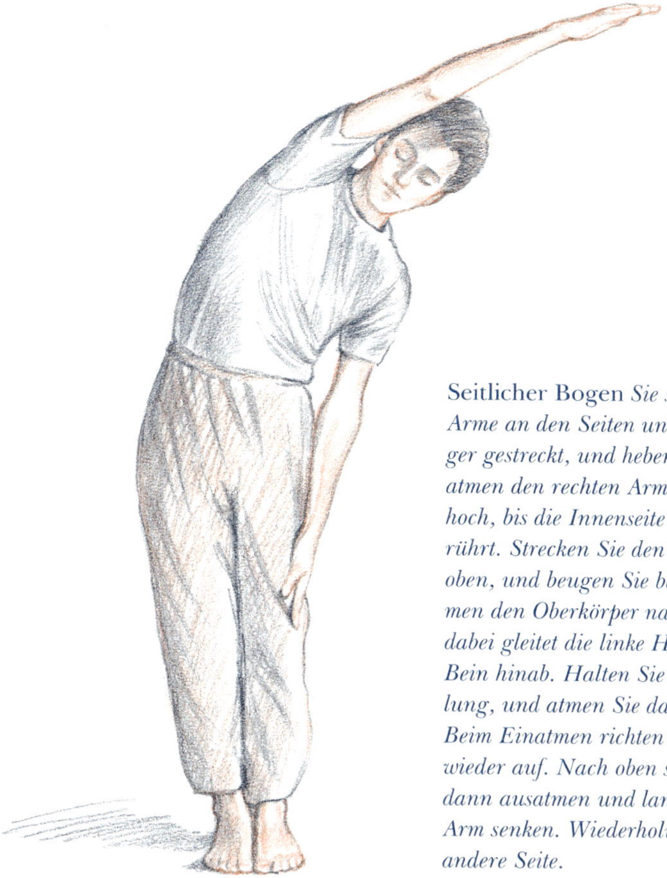

Seitlicher Bogen *Sie stehen, die Arme an den Seiten und die Finger gestreckt, und heben beim Einatmen den rechten Arm zur Seite hoch, bis die Innenseite Ihr Ohr berührt. Strecken Sie den Arm nach oben, und beugen Sie beim Ausatmen den Oberkörper nach links, dabei gleitet die linke Hand am Bein hinab. Halten Sie diese Stellung, und atmen Sie dabei normal. Beim Einatmen richten Sie sich wieder auf. Nach oben strecken, dann ausatmen und langsam den Arm senken. Wiederholung für die andere Seite.*

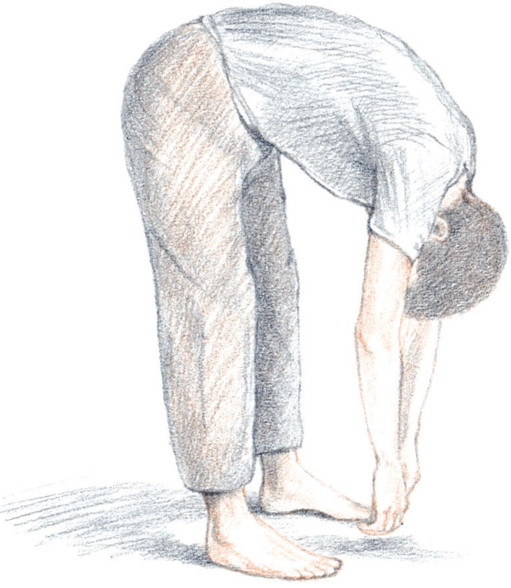

Hand-Fuß-Stellung *Atmen Sie im Stehen ein und heben Sie die Arme seitwärts über den Kopf. Strecken Sie die Wirbelsäule von den Lendenwirbeln an. Beim Ausatmen den Oberkörper nach vorn beugen, bis er waagerecht ist, dabei die Arme nach oben strecken, so daß der Rücken durchgebogen ist. Einatmen und beim Ausatmen hinunterbeugen, dabei vor allem in den Hüften beugen. Gehen Sie so tief wie möglich, ohne sich zu überdehnen oder die Knie zu beugen, und halten Sie diese Stellung. Bringen Sie dann beim Einatmen den Oberkörper wieder in die waagerechte Haltung. Ausatmen. Beim Einatmen aufrichten und mit dem Ausatmen die Arme senken.*

Rückwärtsdehnung *Lassen Sie die Hände im Stehen aufwärts gleiten, und legen Sie sie auf die Hüften, Finger zeigen nach vorn. Beim Einatmen langsam von der Körpermitte aus zurückbeugen, dabei auch Kopf und Hals nach hinten strecken. Bei Nackenproblemen das Kinn leicht angezogen lassen und den Hals nicht so stark dehnen. Bleiben Sie so lange in dieser Stellung, wie es Ihnen angenehm ist, atmen Sie dabei normal. Kehren Sie dann in die aufrechte Haltung zurück, und lassen Sie die Arme sinken.*

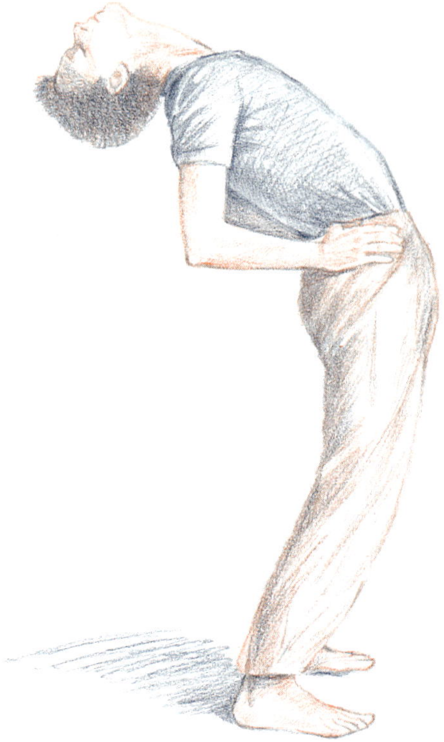

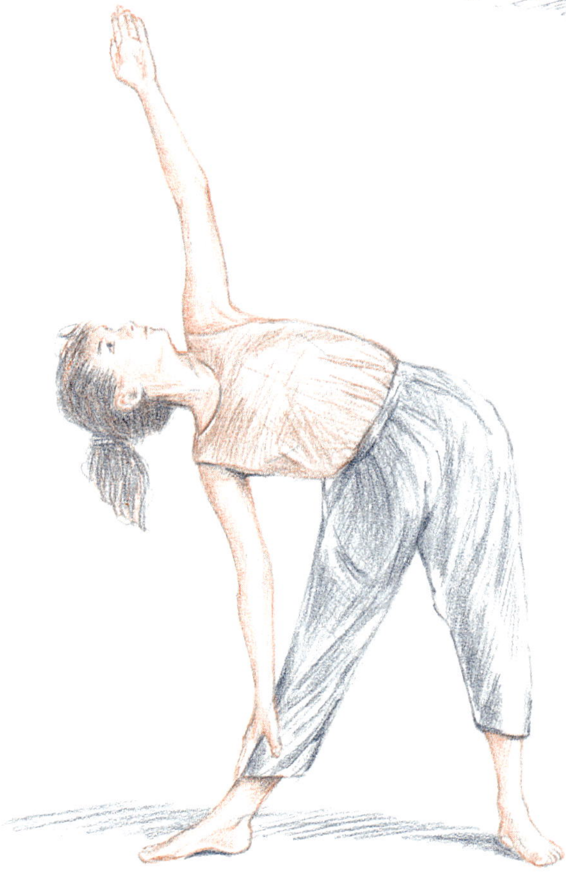

Dreieck *Beim Einatmen die Beine grätschen, der rechte Fuß zeigt zur rechten Seite, und die Arme seitlich auf Schulterhöhe heben. Beim Ausatmen nach rechts beugen, dabei mit der rechten Hand am Bein hinuntergleiten. Gleichzeitig den linken Arm heben, mit der Handfläche nach vorn, und zur linken Hand hinaufsehen. Halten Sie diese Stellung, und dehnen Sie sich mit jedem Ausatmen ein bißchen weiter. Kehren Sie dann beim Einatmen in die Ausgangsposition zurück. Wiederholung nach der linken Seite. Die Hüften sollen bei der Seitwärtsbeugung in einer Ebene mit dem Körper bleiben.*

ASANAS IN BAUCHLAGE

Diese *Asanas* biegen die Wirbelsäule, dehnen den Bauch und tonisieren die Rückenmuskulatur.

VORSICHT! Gegenanzeigen: *Asanas in Bauchlage bei Blutgerinnseln, Kobra bei Hernien, Hypertonie. Heuschrecke bei Hernien, Hypertonie, Herzerkrankungen, Schmerzen im unteren Rückenbereich. Bogen bei Hernien, Hypertonie, Herzerkrankungen, Schmerzen im unteren Rückenbereich.*

Kobra *In Bauchlage mit geschlossenen Beinen und Stirn auf dem Boden die Handflächen neben den Schultern aufsetzen. Beim Einatmen den Kopf heben. Ausatmen. Beim Einatmen den Oberkörper heben, bis die Rippen den Boden nicht mehr berühren. Ausatmen. Beim Einatmen noch weiter strecken, so daß der Nabel eben noch am Boden bleibt. Heben Sie den Oberkörper vor allem mit den Rükkenmuskeln. Die Stellung drei bis fünf Atemzüge lang halten, dann beim Ausatmen langsam zurückkommen und entspannen.*

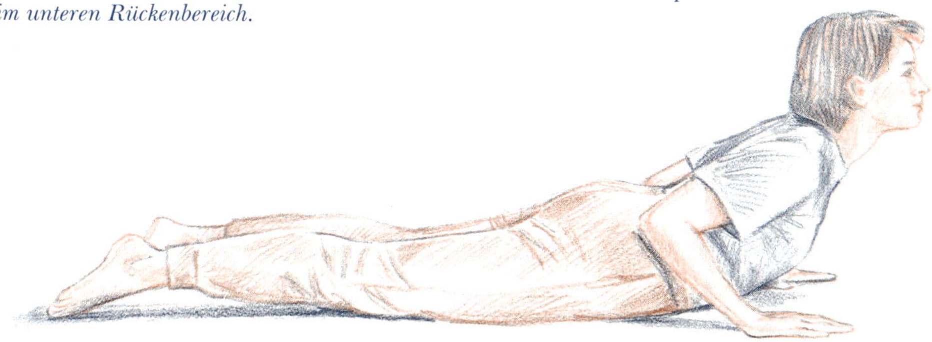

Heuschrecke *Mit geschlossenen Beinen und Stirn auf dem Boden die Hände um die Daumen zu Fäusten ballen und in die Leistenbeuge legen. Einatmen und den Atem anhalten, dabei das rechte Bein nach oben strecken. Nur mit den Bein- und Beckenmuskeln arbeiten, der Oberkörper bleibt entspannt. Drei bis zehn Atemzüge lang halten, dann beim Ausatmen das Bein langsam senken. Mit dem anderen Bein wiederholen. Wenn Sie können, heben Sie dann auf die gleiche Weise beide Beine zusammen.*

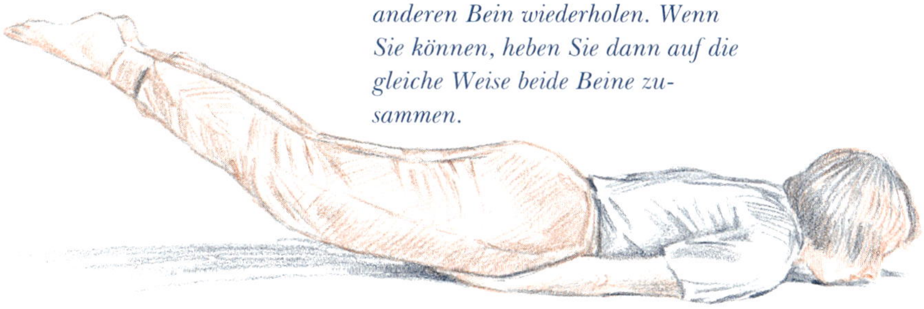

Bogen *In Bauchlage die Beine anwinkeln, mit den Händen nach rückwärts greifen und die Knöchel umfassen. Beim Einatmen an den Füßen ziehen, so daß Oberschenkel, Brust und Kopf sich vom Boden heben. Liegen Sie auf dem Bauch, und heben Sie Ober- und Unterkörper so weit Sie können. Halten Sie die Arme gestreckt. Zu Anfang können Sie die Beine leicht spreizen, aber mit wachsender Geschicklichkeit sollten Sie sie schließen. Spüren Sie, wie Ihr Körper einen Bogen bildet. Bleiben Sie mindestens drei und höchstens zehn Atemzüge lang in dieser Stellung, und lassen Sie beim Ausatmen die Beine los.*

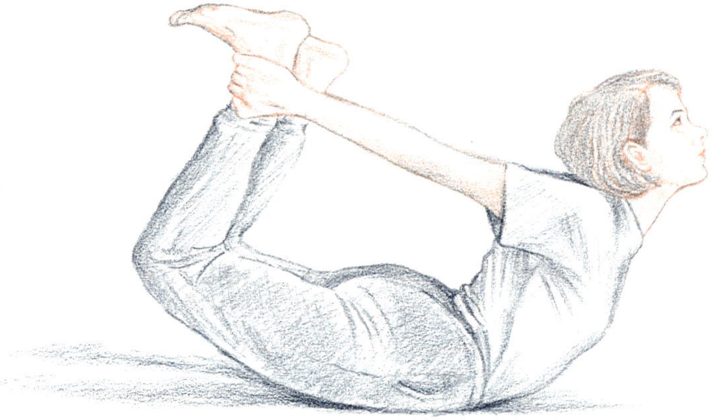

Krokodil *Diese Entspannungshaltung ähnelt der* Totenlage *(S. 37). Liegen Sie wie ein Krokodil in der Sonne, die Stirn auf dem Boden und die Füße 30-60 cm auseinander, Zehen nach außen. Legen Sie die Arme um den Kopf oder die Stirn auf die verschränkten Arme. Atmen Sie mit geschlossenen Augen und entspanntem Gesicht in den Bauch hinein, und fühlen Sie, wie er sich beim Einatmen ausdehnt, gegen den Boden drückt und beim Ausatmen zusammenfällt.*

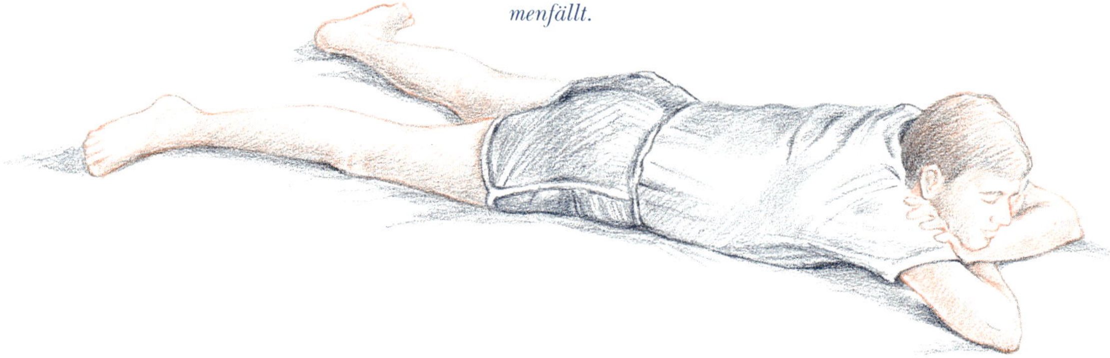

ASANAS IN RÜCKENLAGE
Diese Stellungen sind sehr wirksam, man sollte sie aber gut vorbereiten, sonst könnten sie gefährlich sein. Sie sollten den *Halben Schulterstand* beherrschen, bevor Sie weitergehen, und sich immer gut vorher aufwärmen.

VORSICHT! Gegenanzeigen: *Asanas in Rückenlage bei Blutgerinnseln, Herzleiden, Hypertonie. Halber Schulterstand bei Glaukom, Druck in Kopf und Nacken, Übergewicht, Harnverhaltung, Menstruation. Schulterstand bei Glaukom, Druck in Kopf und Hals, Schilddrüsenüberfunktion, Übergewicht, Harnverhaltung, Menstruation, Nackenschmerzen, Bandscheibenproblemen, schwachem Rücken, Schmerzen in den Brüsten. Pflug bei Nakkenschmerzen, Übergewicht, Bandscheibenproblemen, schwachem Rücken, Schmerzen in den Brüsten. Fisch bei Nackenschmerzen, Überfunktion der Schilddrüse.*

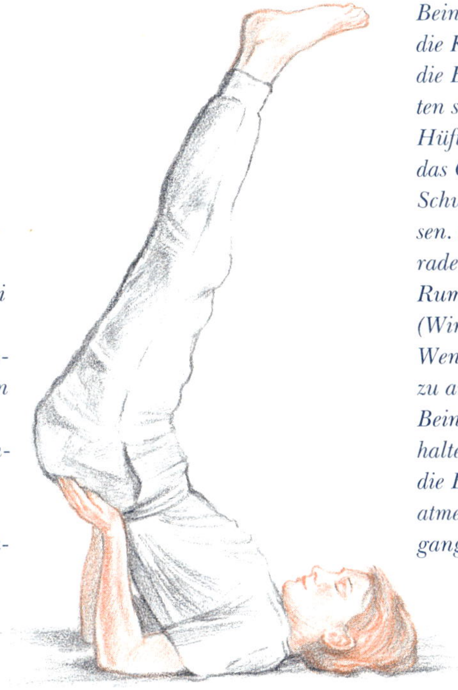

Halber Schulterstand *Aus der Rückenlage beim Einatmen die Beine anheben, dabei, wenn nötig, die Knie beugen. Beim Ausatmen die Beine kippen, so daß die Hüften sich vom Boden heben. Die Hüften mit den Händen abstützen, das Gewicht dabei auf Armen, Schultern und Ellbogen ruhen lassen. Beim Einatmen die Beine gerade in die Höhe strecken, den Rumpf aber in der Schrägstellung (Winkel von 45 Grad) lassen. Wenn die Haltung für die Hände zu anstrengend ist, senken Sie die Beine über den Kopf. Die Stellung halten, dabei normal atmen, dann die Beine anziehen und beim Ausatmen langsam zurück in die Ausgangsstellung rollen.*

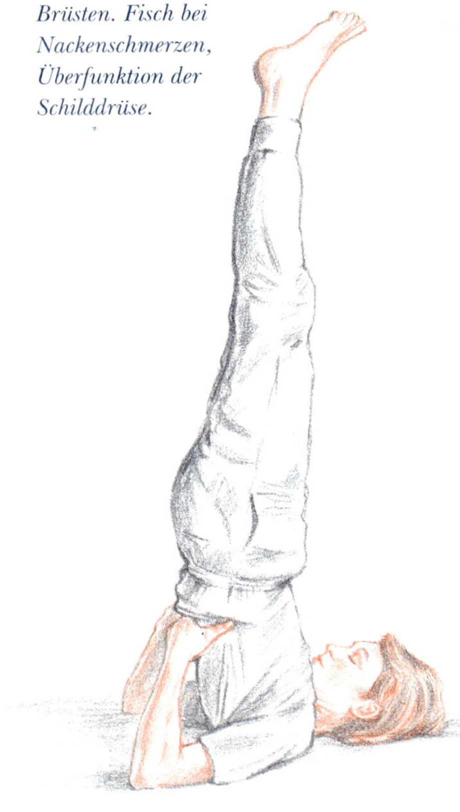

Schulterstand *Beginnen Sie wie beim* Halben Schulterstand. *Bleiben Sie aber mit dem Rumpf nicht in Schrägstellung, sondern drücken Sie ihn aufwärts in die Senkrechte. Dabei gleiten Sie mit den Händen abwärts, der Daumen zeigt nach vorn, die Finger liegen auf dem Rücken. In der Endstellung sollte das Gewicht auf den Schultern ruhen, nicht auf Nacken und Kopf. Bleiben Sie zu Anfang eine halbe, später zwei oder bis zu fünf Minuten in der Stellung (s. die Tabelle auf S. 19). Atmen Sie ruhig, und entspannen Sie sich. Beenden Sie die Übung so wie den* Halben Schulterstand.

Pflug *Beginnen Sie wie beim* Halben Schulterstand, *aber strecken Sie dann die Beine nach hinten über den Kopf, und versuchen Sie, mit den Füßen den Boden zu berühren. Sie können auch gleich aus dem* Schulterstand *in den* Pflug *gehen. Lösen Sie dabei die Hände vom Körper, und strecken Sie die Arme auf dem Boden aus, oder legen Sie sie um den Kopf. Die Stellung halten und abrollen. Wenn Sie mit den Füßen nicht ganz auf den Boden kommen, können Sie den Rumpf mit den Händen abstützen, bis Sie größere Beweglichkeit erlangt haben.*

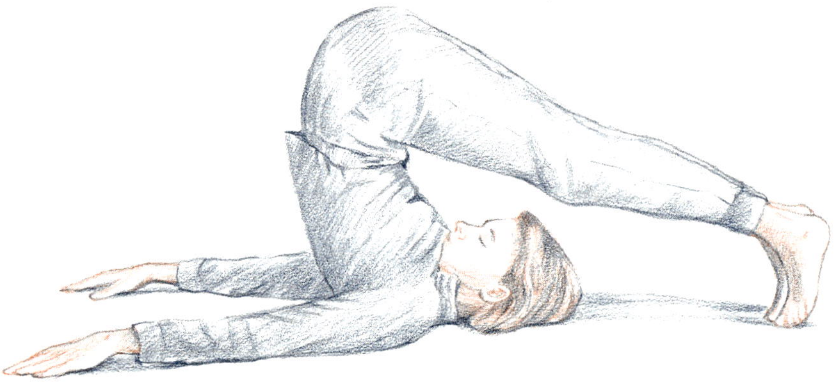

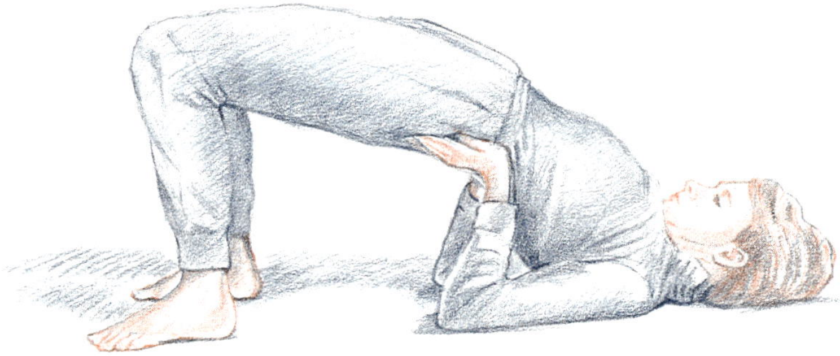

Brücke *Liegen Sie auf dem Rükken, Arme an den Seiten, Beine leicht gegrätscht aufgestellt. Beim Einatmen Gesäß, Lendengegend und Rücken anheben, so weit Sie können. Unterstützen Sie die Hüften mit den Händen. Spüren Sie der Dehnung in Bauch und Oberschenkeln nach. Schultern, Nacken und Gesicht entspannen und ruhig atmen. Die Stellung halten, dann beim Ausatmen den Körper langsam in die Ausgangslage absenken und die Beine strecken.*

Fisch *Im Sitzen mit ausgestreckten Beinen beim Ausatmen langsam nach hinten lehnen, bis der Kopf den Boden berührt, dabei mit den Ellbogen abstützen. Benutzen Sie die Arme als Hebel, und biegen Sie Rücken und Nacken so weit wie möglich durch. Das Gewicht soll dabei auf den Armen ruhen und der Kopf nicht zu weit zurückgebogen sein, vor allem nicht bei Nackenbeschwerden. Halten Sie die Stellung ein Drittel der Zeit, die Sie im* Schulterstand *verbringen. Um in die Ausgangsstellung zurückzukehren, drükken Sie sich mit den Ellbogen hoch, bis der Kopf entlastet ist, und heben dann langsam den Oberkörper.*

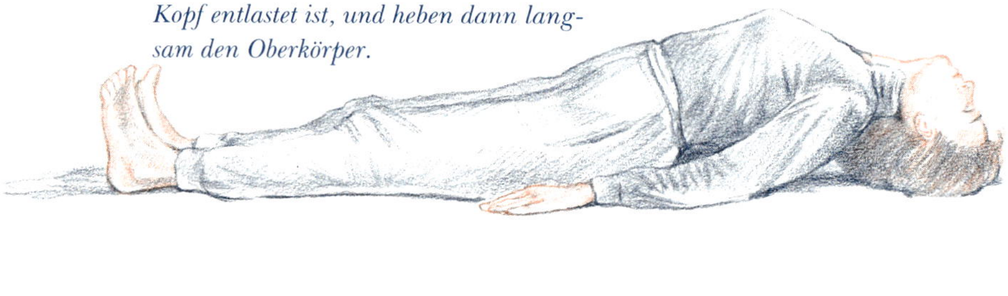

ASANAS IM SITZEN

Diese Übungsfolge beruhigt und bereitet auf Entspannung und *Pranayama* vor.
VORSICHT! Gegenanzeigen: *Asanas im Sitzen bei Blutgerinnseln, Übersäuerung. Mond bei Hypertonie. Kamel bei Hernien, Nacken- oder Rückenbeschwerden.*

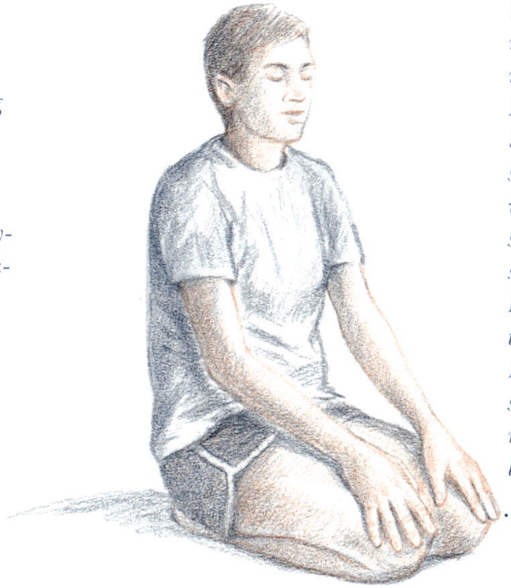

Fersensitz *Mit ausgestreckten Beinen auf dem Boden sitzen. Das rechte Bein anwinkeln und den Fuß unter den Po schieben, so daß Sie auf der Innenseite des Fußes sitzen. Ebenso mit dem linken Bein verfahren. Wenn die Knie dabei schmerzen, können Sie sich ein Kissen unter den Po legen, wenn die Knöchel schmerzen, ein Polster unter die Knöchel. Legen Sie die Hände entspannt auf die Oberschenkel, und sitzen Sie aufrecht mit frei getragenem Kopf, das Kinn leicht angezogen.*

Mond *Im Fersensitz hinter dem Rücken das rechte Handgelenk fassen. Beim Ausatmen langsam den Oberkörper nach vorn neigen, bis Sie mit der Stirn den Boden berühren. In dieser Stellung bleiben oder, wenn Sie Ihnen zu schwierig ist, den Kopf auf die Knie legen. Dann beim Einatmen langsam wieder in den* Fersensitz *aufrichten. Achten Sie darauf, wie sich bei der Auf- und Abwärtsbewegung der Blutdruck im Kopf verändert.*

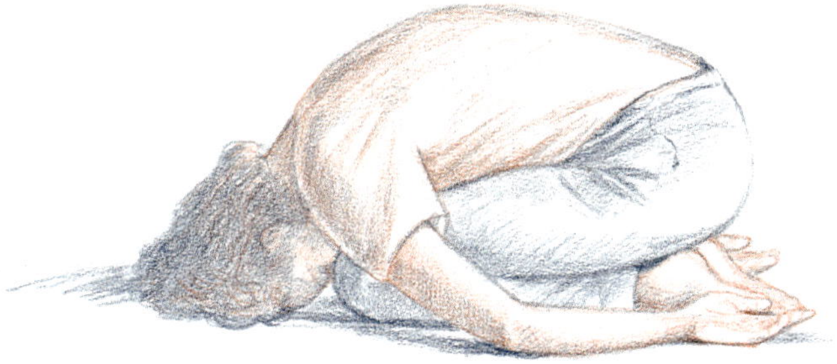

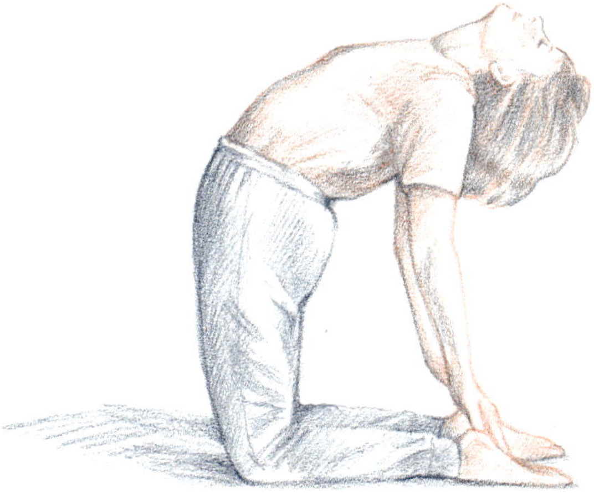

Kamel *Auf dem Boden knien und beim Einatmen zurücklehnen, dabei nach rechts drehen und die rechte Hand auf die rechte Ferse legen. Dann nach links drehen und die linke Hand auf die linke Ferse legen. Den Bauch nach vorn strecken und Kopf und Schultern zurücknehmen. Zwei Minuten lang gleichmäßig atmen. Dann entspannen und beim Ausatmen von der rechten Seite her aufrichten oder auf die Fersen setzen. Wenn Sie zu Anfang nicht an die Füße reichen können, stellen Sie entweder die Füße auf die Zehenspitzen oder beugen sich nur jeweils zu einer Seite.*

Drehsitz *Mit ausgestreckten Beinen auf dem Boden sitzen, das rechte Bein anheben und den Fuß links neben das linke Knie stellen. Ausatmen und dabei nach rechts drehen. Den linken Arm rechts an das aufgestellte Bein legen und das Schienbein umfassen. Langsam am Bein hinuntergleiten, bis Sie den Knöchel greifen können. Stützen Sie die rechte Hand hinter sich auf den Boden, weiter nach rechts drehen, dabei sanft mit den Armen nachhelfen. Nach einigen Atemzügen entspannen und nicht weiter herumdrehen. Die Stellung halten, lösen und zur anderen Seite wiederholen.*

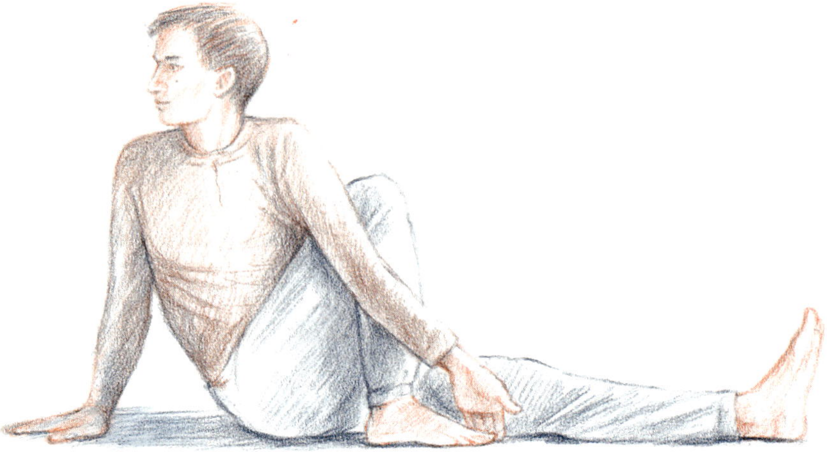

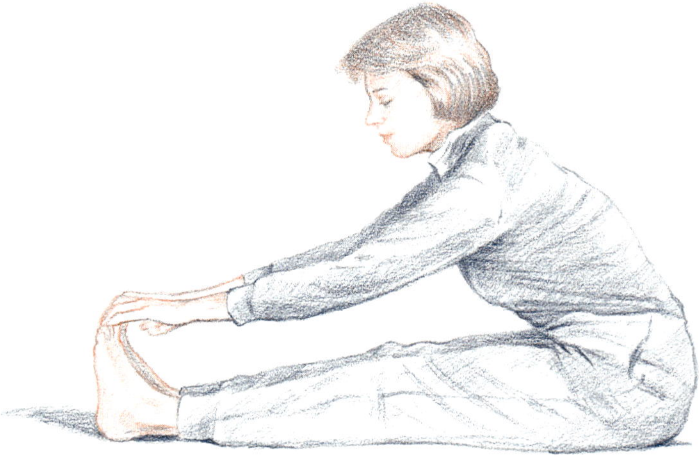

Vorwärtsdehnung *Mit ausgestreckten Beinen sitzen, die Arme über den Kopf heben, Handflächen zeigen nach vorn. Die Wirbelsäule von den Lendenwirbeln aufwärts strecken. Einatmen, und beim Ausatmen nach vorn beugen, dabei nach den Zehen greifen. Aus der Hüfte biegen, dabei den Rücken so gerade wie möglich halten. Bei jedem Ausatmen etwas weiter entspannen. Ziehen Sie den Bauch ein, und spüren Sie die Spannung in den Kniesehnen. Die Stellung halten, aber dabei nicht überdehnen und stechende, scharfe Schmerzen vermeiden.*

Kniebeugung in Rückenlage
Im Fersensitz *die Füße seitlich verschieben, so daß sie neben den Pobakken liegen, die Waden parallel zu den Oberschenkeln. Beim Einatmen zurücklehnen, dabei auf die Ellbogen aufstützen. Dann flach hinlegen, die Knie berühren den Boden, und der Kopf liegt auf den verschränkten Armen. Wenn das zu schwierig ist, können Sie auf den Füßen sitzen bleiben und sich so weit wie möglich zurücklehnen. Halten Sie die Stellung und setzen Sie sich dann langsam auf.*

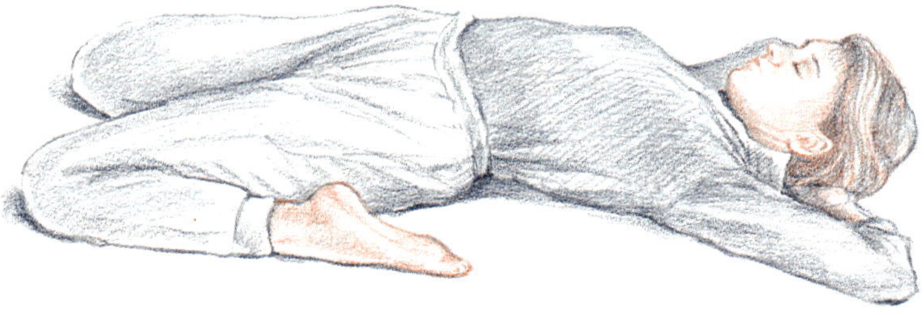

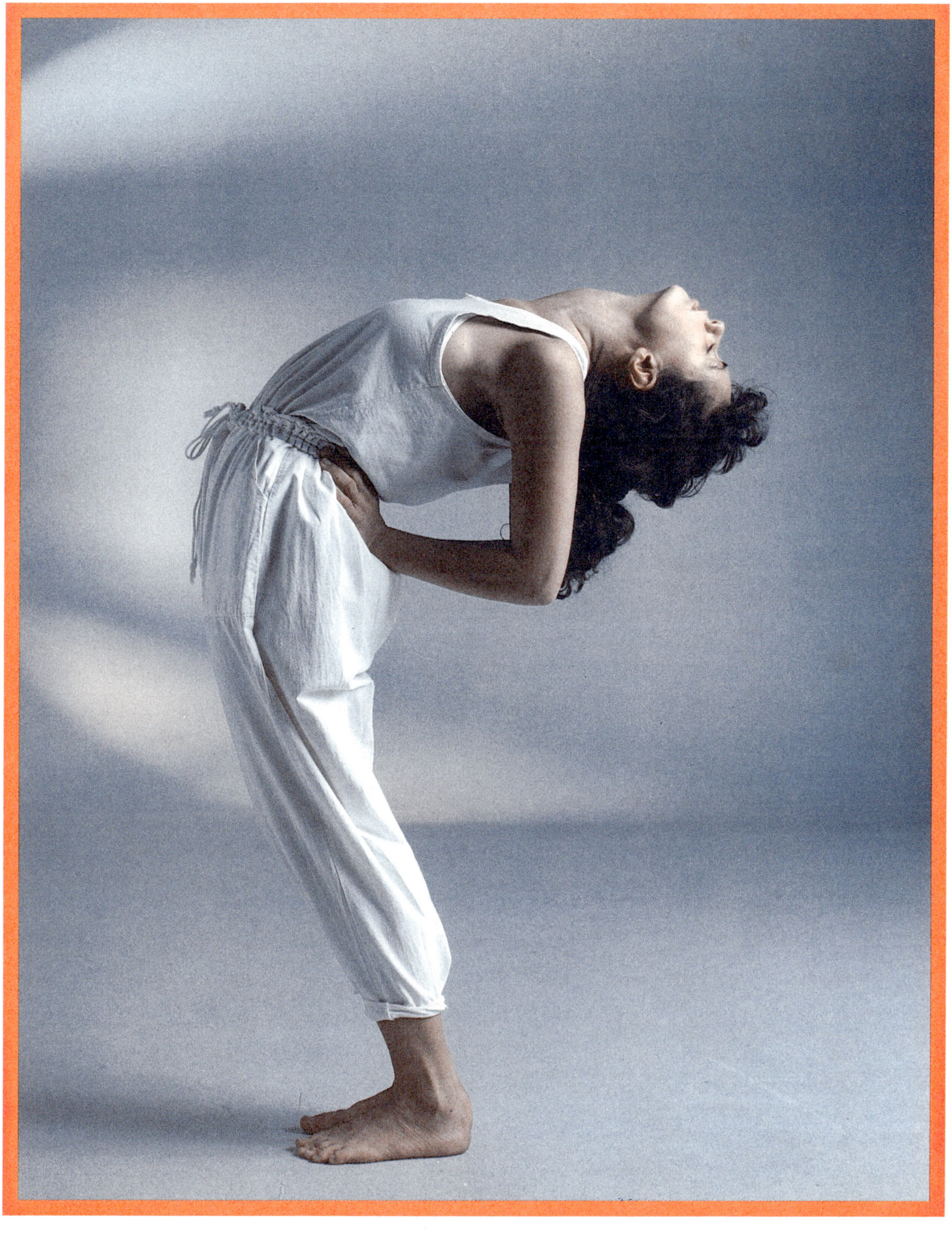

RÜCKWÄRTSDEHNUNG

Entspannung

In diesem Buch werden drei Entspannungstechniken beschrieben: Die *Sofortentspannung* (S. 23) dauert zwei Minuten, die *Kurzentspannung* (gegenüber) dauert fünf Minuten, und die *Tiefenentspannung* (gegenüber) dauert zehn bis zwanzig Minuten. Machen Sie die *Sofortentspannung* nach einzelnen Übungen und die *Kurz-* oder die *Tiefenentspannung* nach den *Asanas*. Zur Entspannung tagsüber kann man alle drei anwenden. Machen Sie in der Totenlage (unten) nur die *Kurz-* oder die *Tiefenentspannung*. Und kommen Sie immer langsam aus der Entspannung zurück.

TOTENLAGE

Legen Sie sich auf eine feste, ebene Unterlage. Verkleinern Sie den Hohlraum unter Ihrem Kreuz, indem Sie die Knie bis zur Brust anziehen und dann beim Ausstrecken der Beine die Füße über den Boden gleiten lassen. Die Beine leicht spreizen und die Arme ausbreiten, so daß sie etwa 45 cm Abstand vom Körper haben, Handflächen zeigen nach oben. Heben Sie den Kopf, ziehen Sie das Kinn ein, und senken Sie ihn wieder.

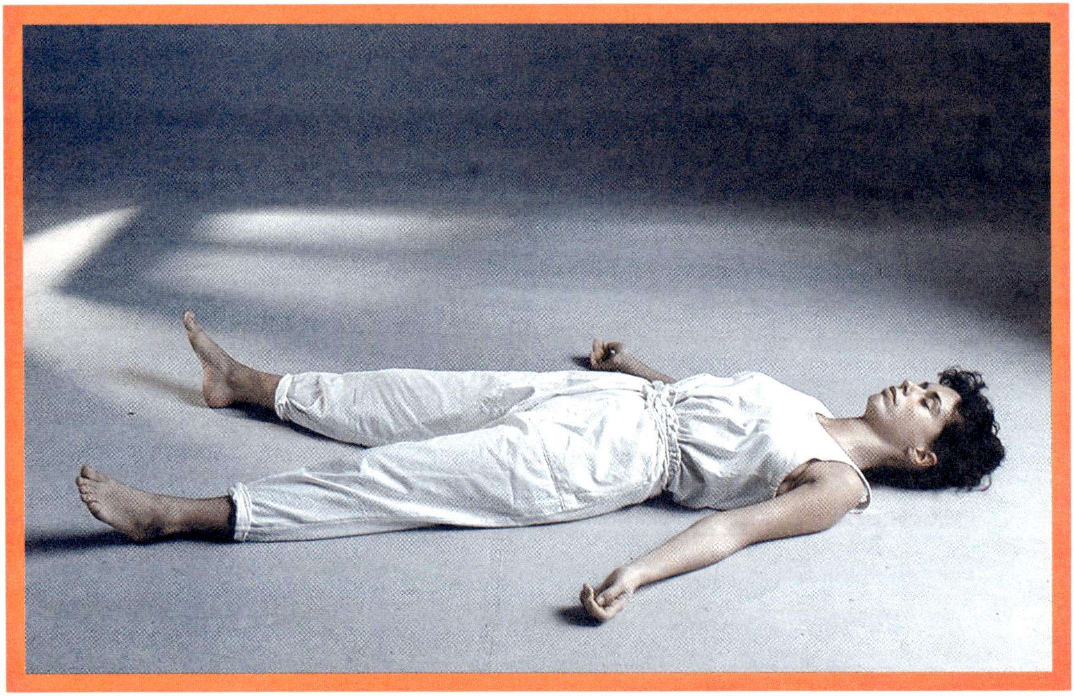

TOTENLAGE

KURZENTSPANNUNG

Spüren Sie, wie Sie auf dem Boden liegen und wie Ihr Bauch sich beim Atmen hebt und senkt. Zählen Sie zehn Atemzüge, und fühlen Sie, wie Ihr Atem dabei gleichmäßig und langsam wird. Fühlen Sie die nächsten zehn Atemzüge lang, wie der Atem beim Einatmen in den Bauch fließt und ihn ausdehnt, und wie der Bauch beim Ausatmen zusammenfällt. Atmen Sie ohne Kraftanwendung. Fühlen Sie dann, wie Sie sich beim Ausatmen entspannen und wie die einströmende Luft beim Einatmen Energie gibt. Während der Bauch sich senkt, spüren Sie, wie Ihr Körper in den Boden sinkt. Tief einatmend spüren Sie, wie Ihr Körper leicht wird. Genießen Sie die tiefe Entspannung beim Ausatmen, und verstärken Sie beim Einatmen die Energetisierung. Zehnmal wiederholen.

TIEFENENTSPANNUNG

Nehmen Sie die Totenlage ein, und folgen Sie den Anweisungen unten. Sie können sie auf Kassette aufnehmen und während der Übung abspielen. Lesen Sie langsam, und machen Sie nach jeder Anweisung einige Sekunden Pause. Später werden Sie sich ohne diese Hilfe entspannen können.

Lernen Sie folgenden Text auswendig oder sprechen Sie ihn auf Band: »Schließe die Augen und entspanne dich. Beginne mit den Zehen... Fühle ein Kribbeln in den Zehenspitzen... Entspanne die Zehen... die Fußsohlen... die Knöchel... die Füße... Entspanne die Wadenmuskeln... die Knie... die Oberschenkel... die Pobacken... Entspanne die Beine ganz, von den Zehen bis zum Po... Atme tief ein und singe ›AH‹... Fühle dabei, wie die Schwingung im Bauch sich bis zu den Zehen ausbreitet... Spüre deinen Bauch und deinen Brustkorb... Fühle die Energiewelle, wenn du einatmest und dein Oberkörper sich ausdehnt... Spüre, wie beim Ausatmen die Entspannung nach außen fließt... Fühle ein Kribbeln in den Fingerspitzen... Entspanne die Muskeln der Hände, der Arme, Taille, des Rückens und der Schultern... Lockere deine Wirbelsäule, Wirbel für Wirbel... Spüre deine Brust... Atme ein und singe ›OO‹... fühle dabei, wie die Schwingung in deinem Brustkorb sich in die Arme, Hände und Finger ausbreitet... Entspanne die Kehle und dann das Gesicht... Beginne mit dem Kinn... Jetzt der Unterkiefer... die Zähne... die Zungenwurzel... Jetzt der Gaumen und der Oberkiefer... die Wangen und die Wangenknochen... Entspanne die Lippen und behalte ein Lächeln im Gesicht... Entspanne die Nase... die Nasenwurzel... Augen... Stirn... Ohren... Kopfhaut... Hinterkopf... Atme tief ein und summe ›MM‹... fühle dabei, wie die Schwingung in deiner Kehle sich in den Kopf hinein ausbreitet... Jetzt entspanne den ganzen Körper... entspanne dich... entspanne dich ganz und gar... Atme ein und singe ›OM‹... fühle die Schwingung von den Zehen bis zum Kopf... Stelle dir einen weiten Ozean oder den Himmel vor... Werde eins mit dem Ozean oder dem Himmel... Tauche ein in den Ozean der Stille.«

PRANAYAMA

Pranayama, die Atmung des Yoga, bildet das Zentrum der täglichen Übungen. Wie die *Asanas* den physischen Körper beruhigen, so harmonisieren die Atemübungen den Fluß des *Prana* (S. 10-11).

Es gibt drei verschiedene Arten der Atmung: Bauchatmung, Brustatmung und Schlüsselbeinatmung. Bei natürlicher Atmung werden alle drei Arten gleichzeitig benutzt. Doch wenn wir schlecht atmen, wird eine von ihnen vernachlässigt, und die entsprechenden Muskeln werden schwach oder sind chronisch verspannt. Die folgenden Übungen entspannen und kräftigen die an der Atmung beteiligten Muskeln und lehren Sie, wie man die drei Arten der Atmung auswogen anwendet. Nehmen Sie den *Fersensitz* (S. 33) oder eine andere bequeme, sitzende, aufrechte Haltung ein. Atmen Sie langsam und gleichmäßig, und halten Sie nach dem Ein- und Ausatmen jeweils einen Augenblick lang inne. Seien Sie so entspannt wie möglich, lassen Sie Ihren Körper atmen, und steuern Sie die Atmung mit möglichst wenig Anstrengung.

VORSICHT! Gegenanzeigen: *Schnelle Bauchatmung bei Hypertonie, Epilepsie, während der Menstruation. Nach Bauchoperationen lesen Sie bitte Seite 17.*

Teilatmung *Wölben Sie beim Einatmen den Bauch nach außen und ziehen Sie ihn beim Ausatmen langsam ein. Legen Sie zum Lernen eine Hand auf den Bauch. Brust und Schultern nicht bewegen. Dann Bauch und Schultern stillhalten und beim Einatmen den Brustkorb ausdehnen, beim Ausatmen die Rippen langsam sinken lassen. Zum Lernen legen Sie die Hände seitlich auf die Rippen, fühlen die Bewegung und unterstützen die letzte Phase der Ausatmung mit leichtem Druck. Ziehen Sie dann den Bauch etwas ein, halten Sie den Brustkorb still, und lassen Sie bei der Ein- und Ausatmung die Schultern sich heben und senken. Zum Schluß verbinden Sie alle drei Arten, indem Sie die Einatmung mit dem Bauch beginnen und über Brustkorb und Schlüsselbeine fortführen. Ausatmung in der umgekehrten Reihenfolge.*

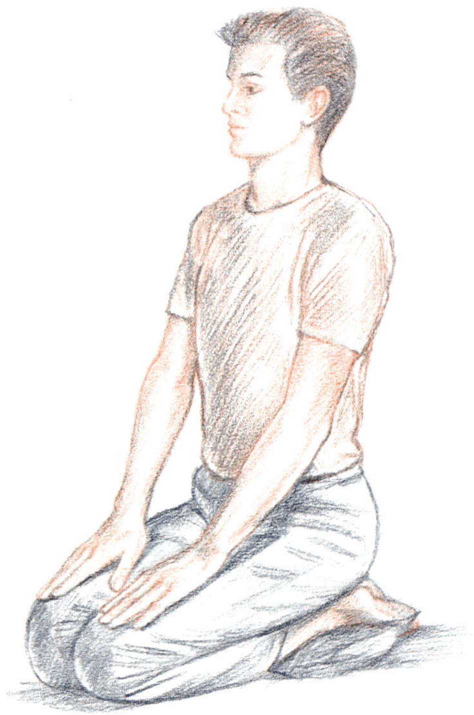

SCHNELLE BAUCHATMUNG
Hals, Schultern und Gesicht sind entspannt. Kräftig mit dem Bauch ausatmen und durch Entspannen des Bauches passiv wieder einatmen. Wiederholen, dabei den Bauch rhythmisch einziehen und sich ausdehnen lassen. Beginnen Sie mit drei Zyklen zu je zehn Atemzügen, und fügen Sie jede Woche zehn hinzu, bis Sie dreißig Atemzüge pro Zyklus erreicht haben. Zwischen den Zyklen zwanzig Sekunden entspannen, dabei langsam oder gar nicht atmen. Zu Beginn alle zwei Sekunden ein Atemzug, allmählich auf zwei Atemzüge pro Sekunde beschleunigen. Sie sollten den Bewegungsablauf beherrschen, bevor Sie die Anzahl der Atemzüge erhöhen.

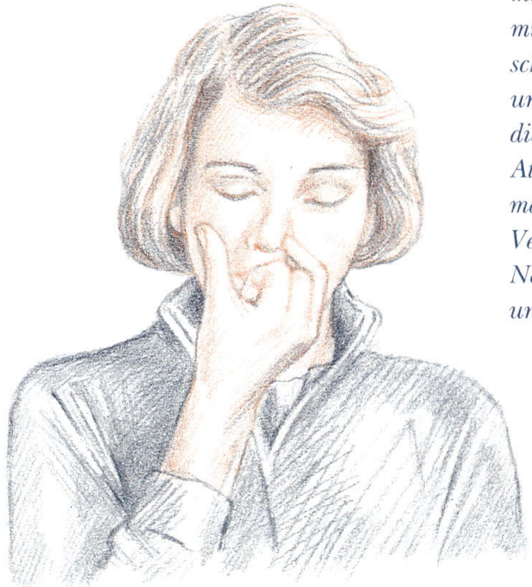

Wechselatmung *Zeige- und Mittelfinger der rechten Hand in die Handfläche legen und mit dem ausgestreckten Daumen das rechte Nasenloch schließen. Durch das linke Nasenloch ein- und ausatmen. Dann das linke Nasenloch mit Ringfinger und kleinem Finger schließen und durch das rechte ein- und ausatmen. Wiederholen Sie diesen Zyklus mindestens fünfmal. Atmen Sie dabei langsam, gleichmäßig, tief und ohne Geräusch. Versuchen Sie, Ihrem Atem durch Nase und Kehle bis in die Lungen und wieder hinaus nachzuspüren.*

Atmen mit eingerollter Zunge *Legen Sie Ihre Zungenspitze an die Wurzeln der oberen Schneidezähne. Langsam und gleichmäßig an jeder Seite der Zunge entlang einatmen, dabei spüren, wie die kalte Luft in den Mund zieht und die Kehle hinunterwandert. Durch die Nase ausatmen.*

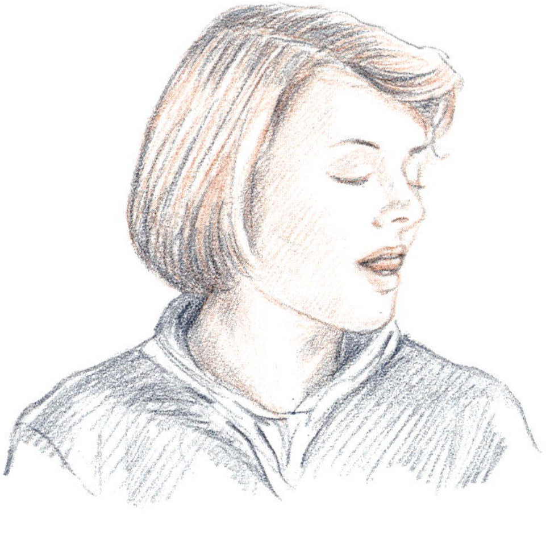

ATMEN AUF TON
Tief einatmen und mit einem lauten »AH« ausatmen. Stellen Sie sich vor, daß die Schwingung sich durch den Bauch und die Beine bis in die Zehen hinein ausbreitet. Dreimal wiederholen. Dann auf »OO« ausatmen und die Schwingung in der Brust die Arme hinunter bis in die Finger wandern lassen. Als nächstes mit geschlossenen Lippen »MM« summen. Die Schwingung beginnt in der Kehle und breitet sich über Gesicht und Kopf aus. Zum Schluß dreimal »OM« singen, und die Schwingungen im ganzen Körper spüren.

Meditation

Die Meditation ist das Herzstück des Yoga. Während der Meditation entfalten sich Geist und Seele, und sie gibt Frieden, Klarheit, Harmonie und Energie.

Wählen Sie ein Wort wie »OM« oder »GOTT«, und singen Sie es sich innerlich vor, ohne die Lippen zu bewegen. Wiederholen Sie es zuerst bei jedem Atemzug mehrmals, lassen Sie die Gedanken dabei kommen und gehen, ohne sich darum zu kümmern. Wenn Sie einen Rhythmus gefunden haben, singen Sie langsamer, steigern aber die Geschwindigkeit, wenn störende Gedanken auftauchen, und werden erst wieder langsam, wenn der Rhythmus wiederhergestellt ist.

Wenn Sie das beherrschen, singen Sie das Wort laut und mit tiefer Stimme und stellen sich vor, daß eine von ihm ausgehende Schwingung den ganzen Körper erfaßt. Lassen Sie das Wort aus der Stille heraus zu einem lauten Klang anschwellen und wieder verklingen. Dehnen Sie die Silbe allmählich über mehr als einen Atemzug aus, und lassen Sie sie ununterbrochen an- und abschwellen. Dann lassen Sie sie ganz verklingen. Beobachten Sie, wie Gedanken auftauchen und verschwinden, aber bleiben Sie unbeteiligt. Wenn Sie sich darin verstricken, nehmen Sie das Singen wieder auf. Zum Schluß senden Sie gute Gedanken aus für Menschen, die Ihnen nahestehen, und für alle Lebewesen.

Machen Sie die Meditation nach dem *Pranayama*. Die ganze Übung dauert eine Viertelstunde, aber auch fünf Minuten täglich sind sehr wohltuend.

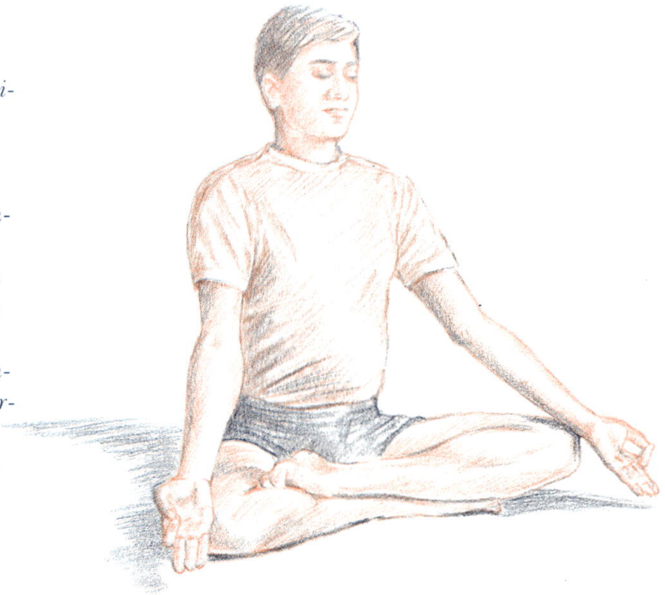

Meditationshaltung *Man sitzt mit ausgestreckten, gespreizten Beinen auf dem Boden, winkelt das rechte Bein an und legt den Fuß nahe der Leistengegend auf den Boden. Dann winkelt man das linke Bein an und legt den linken Fuß nah am rechten Bein auf den Boden. Die Hände liegen auf den Knien, der Rücken ist gerade. Wenn Sie diese Stellung nicht lange genug durchhalten können, versuchen Sie es mit dem Fersensitz (S. 33) oder setzen sich auf einen Stuhl.*

Gefühlspflege

Es waren einmal drei hungernde Bettler. Die Schale des ersten Bettlers wurde ganz gefüllt, die Schalen der beiden anderen nur zur Hälfte. Der zweite Bettler aß voller Groll, daß er weniger hatte als der erste, während der dritte einfach dankbar für sein Essen war und es genoß. Genauso können wir wählen, ob wir die Dinge von der positiven oder von der negativen Seite sehen wollen – ob wir unsere Schale als halb leer oder als halb voll betrachten.

Nur zu leicht verfallen wir in negative Muster und überlassen Gefühlen wie Ärger, Groll, Haß, Minderwertigkeit und übertriebenem Ehrgeiz die Herrschaft über unser Leben. Aber sie fordern ihren Tribut, indem sie die eigene Gesundheit und die uns nahestehender Menschen angreifen. Mit Hilfe der *Gefühlspflege* können wir negative Gefühlsmuster in positive verwandeln.

Dazu gibt es zwei Techniken. Die erste ist *intensiv* und arbeitet mit dem bewußten Hervorrufen und Verstärken positiver Gefühle, während sie gleichzeitig negative Gefühle zerstreut. Das können Sie durch *Yoga Nidra* (S. 59) oder durch Singen oder Tanzen erreichen. Diese Techniken werden sowohl von den großen Religionen als auch von der modernen Psychotherapie angewendet, um positive Gefühlszustände hervorzubringen.

Im Alltag können Sie die *extensiven* Techniken anwenden. Sie können sich für eines der extremen Gefühle wie Ärger oder Panik entscheiden und sich entschließen, es einige Monate lang zu vermeiden. Jeden Abend vor dem Schlafengehen besinnen Sie sich dann auf die Ereignisse des Tages und schreiben Ihre diesbezüglichen Mißerfolge nieder. Am nächsten Morgen bekräftigen Sie Ihren Entschluß. Zu Anfang gibt es vielleicht viele Fehlschläge, aber bald werden Sie spüren, wenn das negative Gefühl in Ihnen aufsteigt. Das hilft Ihnen, es abzuschwächen und vielleicht ganz zu vermeiden.

Zerstreuen Sie mit diesen Techniken heftige, selbstzerstörerische Gefühle, und lassen Sie Liebe, Fürsorge, Verständnis und Glück an deren Stelle treten. Die Tyrannei der negativen Gefühle wird allmählich verschwinden, Sie gewinnen emotionale Ausgeglichenheit und bewältigen schließlich auch große Anforderungen mit Gleichmut und Gelassenheit.

Besinnung und Verweilen in der Stille

Versuchen Sie, den Frieden der Meditation zu bewahren, indem Sie sich während des Tages ab und zu daran erinnern. Wenn Sie sich in einer Situation, die Sie stark fordert, einen Augenblick lang darauf besinnen, gewinnen Sie Abstand von den Problemen und eine neue Sichtweise.

Ernährung und Lebensweise

Wenn Sie bei Ihrem Bemühen um Gesundheit und Wohlbefinden wirklich Erfolg haben wollen, müssen Sie auch Ihre Ernährung und Ihre Lebensweise darauf abstimmen. Die Yogis haben erkannt, daß die Ernährung tiefgreifenden Einfluß auf Körper und Geist hat und daß die Herrschaft über den Geist ohne Ausgewogenheit in Ernährung und Lebensstil nicht zu erlangen ist.

Die Yogis teilten Nahrungsmittel in drei Gruppen ein: Lebensmittel der *Tamas*-Gruppe sind unrein, sie haben negative oder sogar schädliche Wirkung auf Körper und Geist und verbrauchen die Kraftquellen; *Rajas*, die anregenden Nahrungsmittel, können zwar die physische Aktivität und das Gefühlserleben steigern, wirken sich auf längere Sicht aber ebenfalls nachteilig aus; *Sattva* schließlich, die reinen Nahrungsmittel, fördern die Gesundheit und schenken Vitalität und Energie.

Heute gehören zur *Tamas*-Gruppe im allgemeinen nicht mehr frische, geschmacklose oder verdorbene Lebensmittel, außerdem Nahrung, die künstliche Zusatzstoffe enthält, stark verarbeitet ist oder aus Massentierhaltung stammt. Auch Lebensmittel, die abhängig machen, wie Alkohol oder Kaffee, zählen dazu. Sie stumpfen den Menschen ab, machen ihn träge und schläfrig und beeinträchtigen die Fähigkeit zu klarem Denken. Die Lebensmittel der *Rajas*-Gruppe sind würzig, sehr sauer, bitter, scharf oder geröstet. Auch stark eiweißhaltige Nahrungsmittel wie Fleisch, Fisch und Eier gehören dieser Gruppe an. Sie fördern physische Aktivität, aber auch Aggression und Unruhe. Zu den frischen, duftenden und wohlschmeckenden Nahrungsmitteln der *Sattva*-Gruppe gehören Lebensmittel aus biologischem Anbau, wie frisches Obst und Gemüse, Getreide, Milchprodukte, Nüsse und Samen. Sie erhalten die Klarheit des Denkens und die Entschlußkraft, steigern Vitalität, Energie und Gesundheit und machen den Menschen glücklich, fröhlich und ruhig.

Wenn man Yoga praktiziert, sollte man *Sattva*-Lebensmittel zu sich nehmen. Versuchen Sie außerdem, die Vielfalt der Nahrungsmittel zu reduzieren. Sie werden sehen, daß Ihr Glück nicht vom Genuß vieler verschiedener schmackhafter Speisen abhängt. Das Verlangen nach solcher Nahrung zu beherrschen und dabei gelassen und zufrieden zu bleiben, ist ein Pfad des Yoga, der an Bedeutung den *Asanas*, dem *Pranayama* und der *Meditation* gleichkommt. Ziel ist die Mäßigung, die im Yoga die Grundlage einer ausgewogenen Ernährung bildet.

Beginnen Sie langsam, und verringern Sie außer der Vielfalt der Nahrungsmittel auch Nahrungsmenge und Häufigkeit der Mahlzeiten. Nehmen

Sie täglich drei oder auch nur zwei Mahlzeiten zu sich, streichen Sie die Zwischenmahlzeiten, und reduzieren Sie den Genuß von stimulierenden Getränken. Zu Beginn treten vielleicht unangenehme Symptome wie Kopfschmerzen, Übelkeit oder Konzentrationsverlust auf. Sie hängen damit zusammen, daß der Körper sich von Giftstoffen befreit, die sich im Gewebe angesammelt haben. Achten Sie jedoch darauf, nicht zuwenig zu essen. Wenn Sie sich schwindlig, matt oder auch nur müde und gereizt fühlen, kann das ein Zeichen von Hypoglykämie (Unterzuckerung) sein. Sie sollten dann Ihre frühere Ernährungsweise wieder aufnehmen und einen Arzt aufsuchen. Bei Hypoglykämie braucht man viele kleine Mahlzeiten am Tag, damit der Blutzuckerspiegel nicht absinkt.

Auch die Art der Nahrungsaufnahme ist wichtig. Im Yoga wird Essen als heilige Handlung betrachtet. Nehmen Sie Ihr Essen möglichst in ruhiger, heiterer Gemütsverfassung zu sich, konzentrieren Sie sich darauf, und gestatten Sie Ihrem Körper, alle Kräfte auf die Verdauung zu richten. Sie sollten beim Essen weder lesen noch fernsehen, sondern leichte Gespräche führen oder das Essen still genießen. Auf diese Weise wird die Nahrung besser verwertet, und manche Verdauungsbeschwerden verschwinden von selbst.

Die Regeln für die Ernährung gelten in ähnlicher Weise auch für andere Bereiche des täglichen Lebens. Gestalten Sie Ihre Umgebung sauber und angenehm, aber einfach, und wenden Sie dieses Prinzip auch auf Ihre Kleidung und andere Lebensbereiche an. Schaffen Sie sich einen Lebensstil, der Ihre Aufmerksamkeit und Sensibilität sich selbst und anderen gegenüber vergrößert.

Stellen Sie sich Regeln auf, die Ihnen zusagen, und handeln Sie möglichst so, daß Sie nicht in Konflikt mit sich selbst geraten. Die Yogis haben traditionelle Gebote oder *Yamas*. Dazu gehören *Ahimsa*, das Prinzip der Gewaltlosigkeit, das durch Gandhi verbreitet wurde, und andere Gebote, wie nicht zu lügen, keinen Besitz anzuhäufen und sich nicht übermäßigen sexuellen Genüssen hinzugeben. Gleichzeitig soll man solche Handlungen vermehrt ausführen, die einem selbst und anderen zugute kommen. Die Weisungen oder *Niyamas*, die im Yoga traditionell befolgt werden, beinhalten Reinheit in allen Lebensbereichen, Begeisterung und Zufriedenheit, Eifer und Beharrlichkeit, Erforschung des Selbst und Liebe zu Gott. Wenn diese Prinzipien mit Ihrer Weltanschauung nicht übereinstimmen, können Sie sich auf der Grundlage Ihrer eigenen Ideale selbst Regeln aufstellen. Auf eine höhere Bewußtseinsstufe zu gelangen und dies auch in Handeln umzusetzen ist eine große Aufgabe. Aber mit etwas Ausdauer lernt man bald, die Verantwortung für sich selbst zu übernehmen und im Frieden mit sich und der Umwelt zu leben.

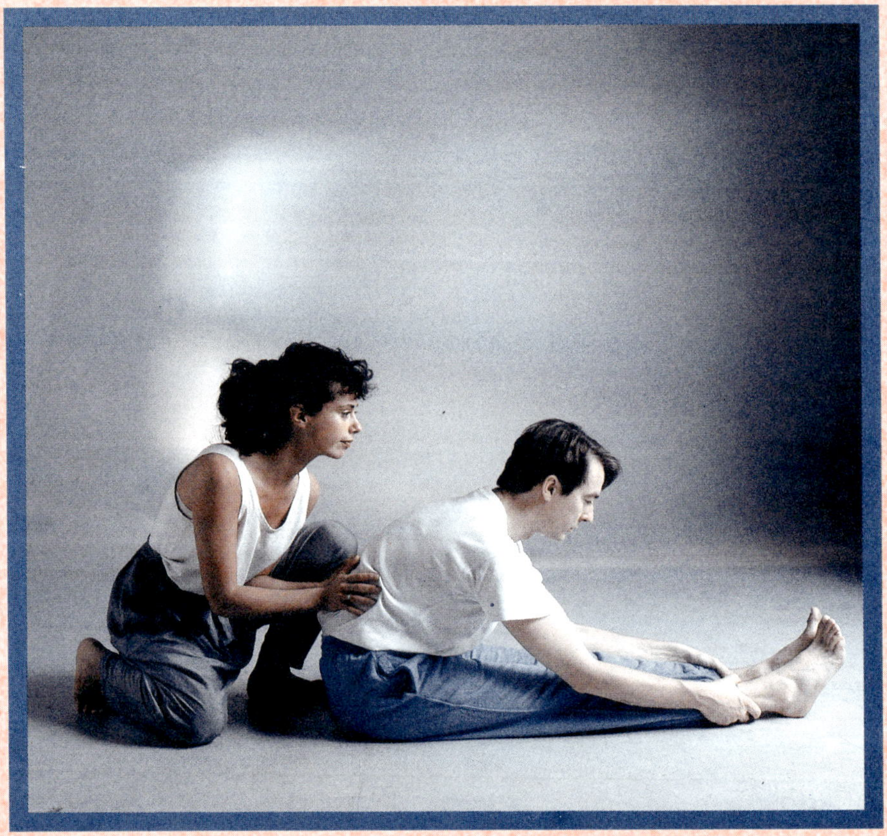

Die Beschwerden

Beschwerden können *funktional* oder *organisch* bedingt sein. Funktionale Beschwerden hängen mit Störungen im Organismus zusammen, zu denen auch streßbedingte Störungen zählen. Man kann sie mit Yoga oft völlig heilen. Organische Beschwerden werden normalerweise durch physische Schäden verursacht. Sie können heilbar sein, wie manche Infektionen, oder unheilbar, wie Herzfehler. Die meisten organischen Beschwerden werden jedoch durch Yoga positiv beeinflußt.

Yoga kann Ihnen helfen, auf verschiedenen Ebenen mit organischen Beschwerden umzugehen. Er erhöht die Lebensqualität und sogar die Lebenserwartung. Mit Hilfe des *Grundprogramms* (S. 17-43) kann man Krankheitssymptome häufig erleichtern, den Bedarf an Medikamenten verringern und so eine beträchtliche Steigerung des Wohlbefindens erreichen.

Um spezifische Beschwerden zu behandeln, müssen Sie das tägliche *Grundprogramm* Ihren Bedürfnissen anpassen. Bestimmte Yogaübungen sind bei bestimmten Beschwerden besonders hilfreich, während andere ausgelassen werden müssen. In dem Abschnitt über die Beschwerden, unter denen Sie leiden, finden Sie eine Anleitung zum Aufbau Ihres persönlichen Yogaprogramms. Wo es sinnvoll ist, steht am Ende des Abschnitts ein Kasten, dem Sie entnehmen können, auf welche Übungen des *Grundprogramms* Sie einen Schwerpunkt legen und welche Sie auslassen sollen, weil Gegenanzeige besteht. Außerdem gibt es ergänzende Übungen, die im Kapitel *Beschwerden* dargestellt werden. Mit den Informationen aus dem Kasten gehen Sie dann zurück zu den Seiten 17-19, auf denen das *Grundprogramm* erläutert wird. Für Ihr persönliches Übungsprogramm streichen Sie alle Übungen, die unter »Gegenanzeige« aufgeführt sind, und fügen die Übungen unter »Zusätzlich« an den entsprechenden Stellen ein. Verwenden Sie darauf und auf die »Schwerpunkt«-Übungen mehr Zeit, und schließen Sie sie immer in Ihr tägliches Programm mit ein.

Während Sie sich mit Ihrem täglichen Übungsprogramm vertraut machen, sollten Sie auch weitere Bücher über Yoga lesen und den Austausch mit erfahrenen Yoga-Anhängern suchen. Und lassen Sie sich beraten, wenn Sie Ihr Übungsprogramm ändern wollen.

Der ganze Körper

Zu unserer Zeit sind zwar viele Krankheiten ausgemerzt worden, dafür aber treten in der schnellebigen modernen Gesellschaft neue, streßbedingte Leiden auf. Wir drücken seelische Spannungen oft durch den Körper aus, und Streß spielt bei Entstehung und Verlauf vieler Krankheiten eine wichtige Rolle. Es wird immer deutlicher, daß physische Gesundheit und seelisches und geistiges Wohlbefinden nicht zu trennen sind.

Häufig sind Muskeln, Gelenke und Bänder betroffen. Streß äußert sich oft in Verkrampfungen der Muskulatur, die Energie kosten und Müdigkeit und Schmerzen hervorrufen. Außerdem kann er den Geist so stark anregen, daß Schlaf- und Eßstörungen auftreten, und das Immunsystem schwächen, so daß Sie anfälliger werden für Gelenkrheuma und andere Beschwerden, die mit einem schwachen Immunsystems zusammenhängen.

In all diesen Fällen kann Yoga Erleichterung schaffen und dafür sorgen, daß aus den anfänglichen Beschwerden nicht chronische Krankheiten werden. Wenn Sie unter Streß leiden, sollten Sie das Streßbewältigungs-Programm in diesem Kapitel (S. 53-55) ausprobieren.

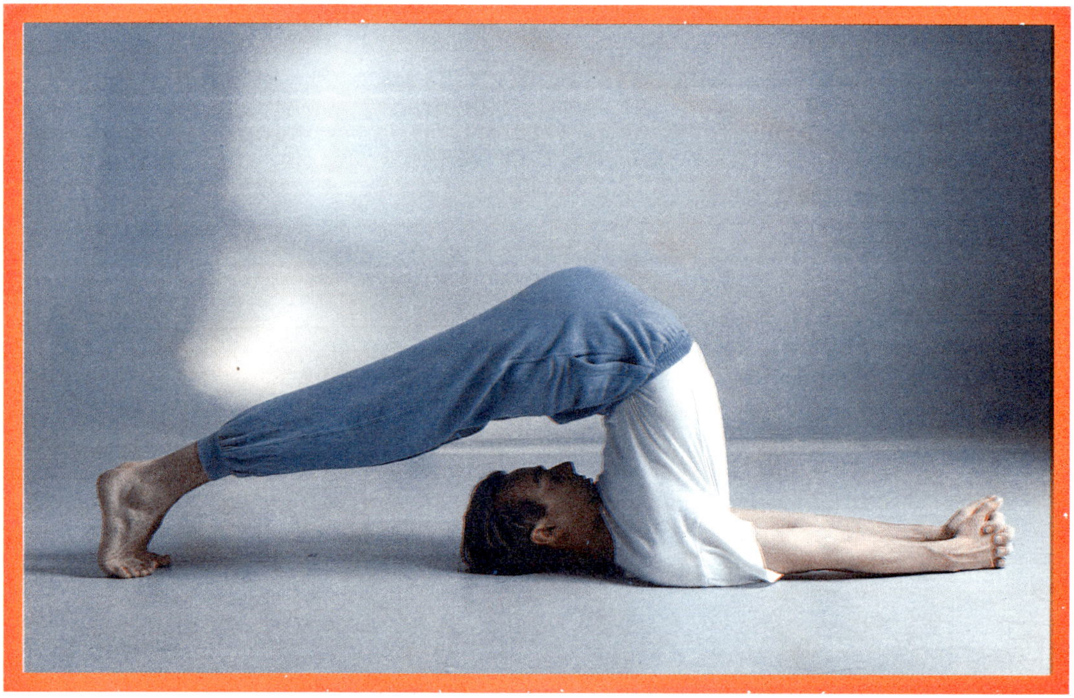

DER PFLUG

RÜCKENSCHMERZEN

Unsere aufrechte Haltung ist eine der größten Errungenschaften der Evolution. Ermöglicht wird sie durch die Form der Wirbelsäule und die starken Rückenmuskeln, die sich teilweise zusammenziehen, um uns aufrecht zu halten. Das macht sie anfällig für Verkrampfungen, die zu Rückenschmerzen führen können.

Auch Verletzungen können zu »schützenden« Verkrampfungen führen, die die Heilung verzögern. Wenn Ihre Rückenschmerzen Folge einer Schädigung, etwa einer verschobenen Bandscheibe, einer Entzündung oder Infektion sind, sollten Sie Yoga nur unter Anleitung eines Yoga-Spezialisten machen. Bei Streß oder kleineren Verletzungen aber hilft Yoga durch Bewußtmachen der Spannung und Entspannung.

Beginnen Sie mit dem *Grundprogramm* langsam, und fügen Sie die Seitwärts- und Rückwärtsdehnung frühestens nach zwei Wochen und die Vorwärtsdehnung nach einem Monat ein. Bei starken Schmerzen arbeiten Sie vorerst nur an den weniger schmerzhaften Bereichen. Bei Nackenschmerzen lassen Sie *Schulterstand* (S. 31), *Pflug* (S. 31) und *Fisch* (S. 32) aus, bei Schmerzen im unteren Rückenbereich alle *Lockerungsübungen* (S. 22-23) außer dem *Embryo* und dem *Sonnengruß* (S. 24-25). Vorsicht bei den Vorwärtsdehnungen. Bei Bandscheibenproblemen Drehungen vermeiden. Versuchen Sie nach einigen Wochen, den Schmerz aufzulösen, indem Sie sich vorstellen, daß Sie ihn mit jedem Ausatmen in die Umgebung ausströmen. Vermeiden Sie aber stärkere Schmerzen, und lernen Sie, liebevoll und genau auf Ihren Körper zu hören.

AUS DEM GRUNDPROGRAMM

▷ Schwerpunkte: *Katzenbuckel, Drehen, Embryo, Kobra, Heuschrecke, Drehsitz, Wechselatmung, Meditation, Gefühlspflege*

AUS DEM KAPITEL BESCHWERDEN

▷ Zusätzlich: *Bauchverschluß* (S. 74), *Drehübung in Rückenlage* (unten)

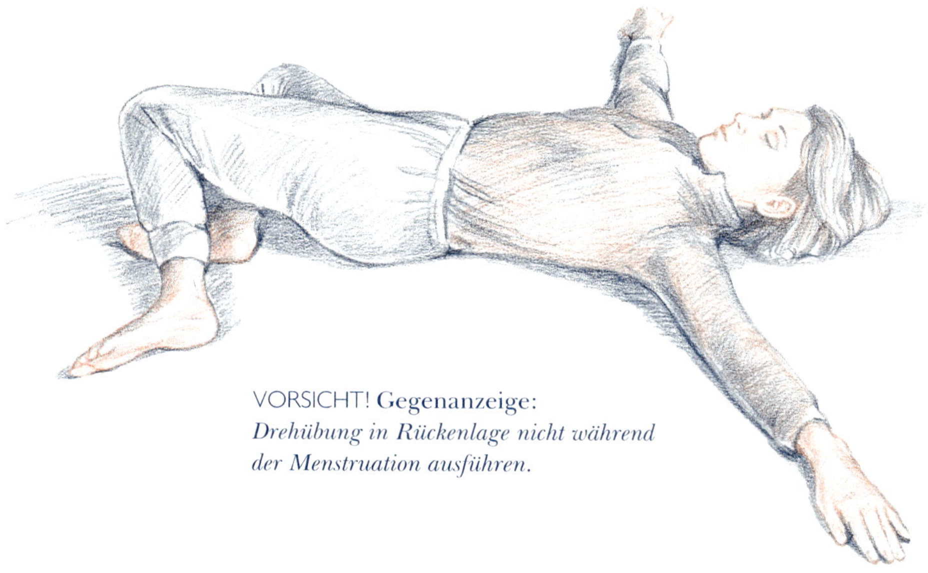

VORSICHT! Gegenanzeige: *Drehübung in Rückenlage nicht während der Menstruation ausführen.*

Drehübung in Rückenlage *In Rückenlage die Beine aufstellen und die Füße bis an den Po ziehen, Arme ausbreiten und einatmen. Beim Ausatmen die Knie nach rechts auf den Boden legen. Wenn das schmerzhaft ist, die Knie nur soweit wie möglich senken. Beim Einatmen die Knie wieder anheben und beim Ausatmen nach links legen. Mehrmals wiederholen, dabei darauf achten, daß die Bewegungen zeitgleich mit der Atmung ausgeführt werden. Dann die Beine aufstellen, ausatmen und beim Einatmen die Beine ausstrecken. Führen Sie die Übung nach dem* Einseitigen Beinheben *aus.*

Rheuma und Arthritis

Die Gelenke und die weichen Gewebe, die sie halten, sind die empfindlichsten Stellen des Knochengerüstes. Sie puffern Stöße ab und tragen die Hauptlast des Gewichtes, müssen aber gleichzeitig beweglich sein. Im Laufe des Lebens nutzen sie sich ab, und diese Abnutzung kann zu Gelenkerkrankungen, bekannt als Rheuma oder Arthritis, führen.

Gelenkerkrankungen lassen sich in drei Gruppen einteilen: einmal stark streßbedingte Erkrankungen wie Myalgie und Gelenkrheuma; dann teilweise altersbedingte wie Arthrosis deformans und allgemeine Gelenkschmerzen; und schließlich andere Gelenkerkrankungen wie die Bechterewsche Krankheit (auch bekannt als Bambusstabwirbelsäule).

Bei streßbedingten rheumatischen Beschwerden kann die dreistufige Yogatherapie – Entspannung der Muskeln, Verlangsamung der Atmung und Beruhigung des Geistes – sehr hilfreich sein. Besonders bei Gelenkrheuma wird Yoga oft mit Erfolg angewendet. Es entsteht durch eine Autoimmunstörung, die Muskeln und Gelenke betrifft und Schmerzen, chronische Müdigkeit und Entzündungen hervorruft. Die Yogameditation reguliert das Immunsystem, und die Dehnungsübungen lösen die Gelenke. Außerdem steigert Yoga die Wirkung entzündungshemmender Medikamente und kann zu einer Reduzierung der Dosis beitragen.

Bei der Myalgie werden die stützenden Gewebe und Muskeln in der Nähe bestimmter Gelenke empfindlich und schmerzen, die Folge sind oft unruhiger Schlaf und Depressionen. Forschungsergebnisse zur Wirkung des Yoga sind hier vielversprechend, lassen aber erkennen, daß regelmäßiges, monatelanges Üben notwendig ist, um eine Besserung zu erreichen.

Auch altersbedingte Gelenkbeschwerden werden durch Streß verstärkt, Ursache ist aber der ständige falsche Gebrauch der Gelenke. Zu wenig Bewegung läßt die Gelenke steif werden und schmerzen, wie bei der Arthrosis deformans, und Überbeanspruchung, zum Beispiel bei Sportlern, überdehnt die Gelenke und beschleunigt die Abnutzung. Auch hier kann Yoga helfen.

Arthrosis deformans befällt vor allem die gewichtstragenden Gelenke, wie Knie, Hüften und Wirbelsäule. Wenn Sie häufig Schmerzen in den Knien haben, machen Sie das *Einseitige Beinheben* (S. 21) und gegen Hüftschmerzen die *Embryo*-Übung (S. 23). Allgemeine Gelenkschmerzen (Arthralgien) behandelt man am wirksamsten mit Entspannung, Meditation und passiven Lockerungsübungen.

Die Bechterewsche Krankheit ist eine erbliche Entzündungskrankheit, bei der die Wirbel zusammenwachsen. Das führt zu einer schmerzhaften Versteifung des Rückgrats. Yogaübungen, die die Wirbelsäule biegen, lösen die Wirbel. Auch bei Schmerzen in der Lendengegend können Sie die Vorwärtsdehnung ausführen, vermeiden Sie aber Überdehnung und sehr starken Schmerz.

Führen Sie bei allen Gelenkbeschwerden vorsichtig das *Grundprogramm* aus, bewegen Sie aber niemals akut entzündete Gelenke. Entspannen Sie sich langsam in die *Asanas* hinein, vermeiden Sie Überdehnung und stechenden Schmerz. Konzentrieren Sie sich auf die *Passive Lockerung* (S. 49-51), und pflegen Sie die Grundsätze des Yoga im täglichen Leben (S. 41).

AUS DEM GRUNDPROGRAMM

▷ Schwerpunkte: *Schnelle Bauchatmung, Meditation, Gefühlspflege*

AUS DEM KAPITEL BESCHWERDEN

▷ Zusätzlich: *Passive Lockerung* (S. 49-51)

PASSIVE LOCKERUNG
Verspannungen in Nacken und Schultern können zu schlechter Haltung, Kopfweh, steifen Schultern, Schmerzen und Gelenkproblemen führen. Die Nackenübungen (unten) lösen diese Verspannungen, und die Übungen auf Seite 50-51 lokkern die Gelenke. Sitzen Sie dabei aufrecht, mit geschlossenen Augen und entspannten Schultern. Als Ersatz für die *Lockerungsübungen* ausführen.

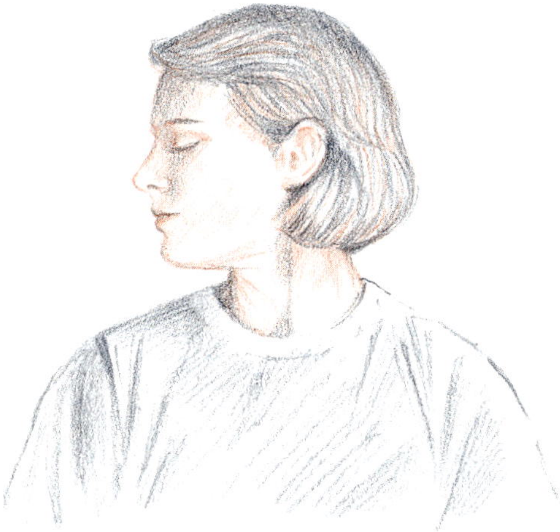

Seitwärtsdrehung *Den Kopf ganz langsam und gleichmäßig nach links drehen, soweit es bequem möglich ist. Einige Augenblicke halten, dann nach rechts drehen. Wieder einige Augenblicke halten und das Gesicht nach vorn drehen. Dieser Zyklus sollte etwa ein bis zwei Minuten dauern. Dreimal wiederholen und mit* Vorwärts-rückwärts Beugung *fortfahren.*

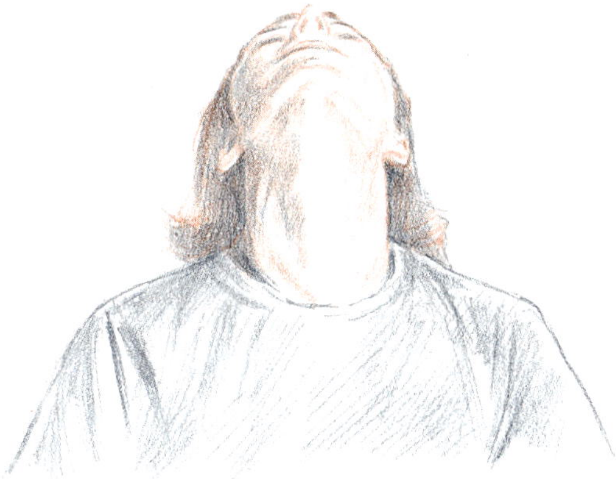

Vorwärts-rückwärts-Beugung *Blicken Sie geradeaus und neigen Sie den Kopf, so daß das Kinn sich auf das Brustbein zubewegt. Legen Sie dann langsam den Kopf in den Nacken. Dann den Kopf wieder in die Ausgangsposition heben. Fünfmal wiederholen, jeder Zyklus soll etwa fünf Sekunden dauern. Fahren Sie fort mit* Kreisen und Schulterheben.

Kreisen und Schulterheben *Neigen Sie den Kopf nach vorn, und rollen Sie ihn nach rechts, so daß das rechte Ohr fast auf der rechten Schulter liegt. Dann den Kopf heben und nach links neigen, linkes Ohr zur linken Schulter. Den Kopf nach vorn in die Ausgangsposition rollen und so den Kreis schließen. Machen Sie diese Übung fünfmal im Uhrzeigersinn und fünfmal andersherum. Heben Sie anschließend jede Schulter fünfmal, dann beide Schultern zusammen fünfmal. Dann geht es weiter mit Seite 50 und 51.*

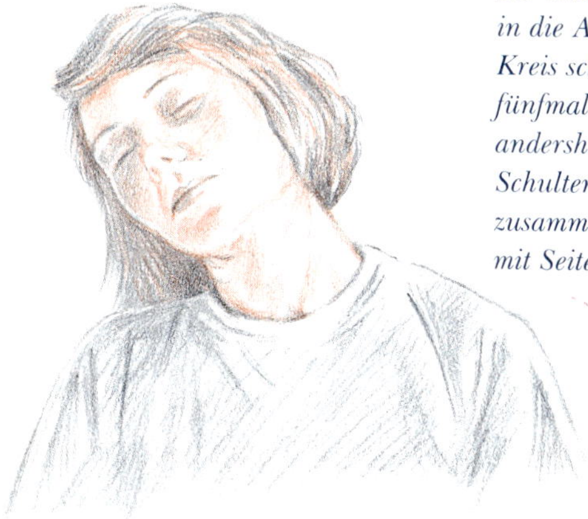

1 Faust ballen *Setzen Sie sich bequem hin, mit geradem Rücken, und halten Sie mit der linken Hand das rechte Handgelenk. Ballen Sie die rechte Hand um den Daumen herum zur Faust. Die Hand wieder öffnen. Die Übung fünfmal für jede Seite wiederholen und dann weitergehen zu Übung 2.*

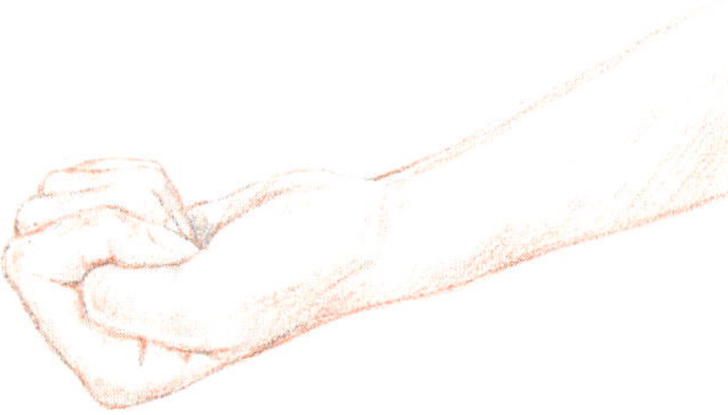

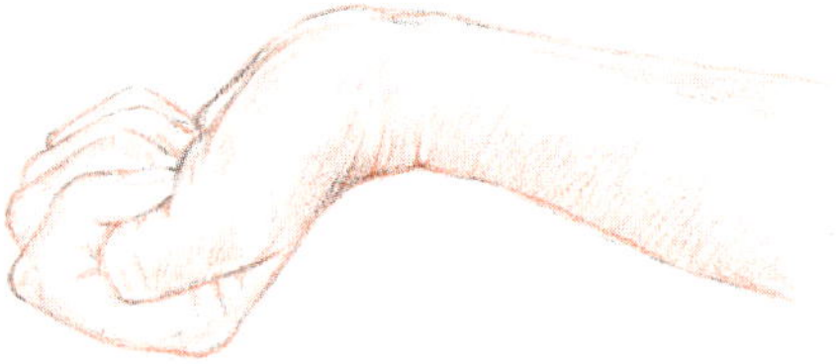

2 Handgelenk kreisen lassen *Stützen Sie den rechten Arm mit der linken Hand ab. Ballen Sie die rechte Hand locker um den Daumen herum zur Faust, und drehen Sie das Handgelenk mehrmals im Uhrzeigersinn, dann andersherum. Wechseln Sie die Hände, und drehen Sie das linke Handgelenk ebenso. Zum Schluß strecken Sie die Arme aus und drehen beide Handgelenke gleichzeitig. Weiter geht's mit Übung 3.*

3 Hände auf und ab *Sitzen Sie in der gleichen Haltung wie oben, und halten Sie mit der linken Hand den rechten Oberarm. Strecken Sie die Finger der rechten Hand gerade aus oder so gerade wie sie können. Bewegen Sie die Hand mehrmals auf und ab, dabei bewegt sich nur das Handgelenk, Finger und Handfläche bleiben gestreckt. Wechseln Sie dann die Hände, und fahren Sie anschließend mit Übung 4 fort.*

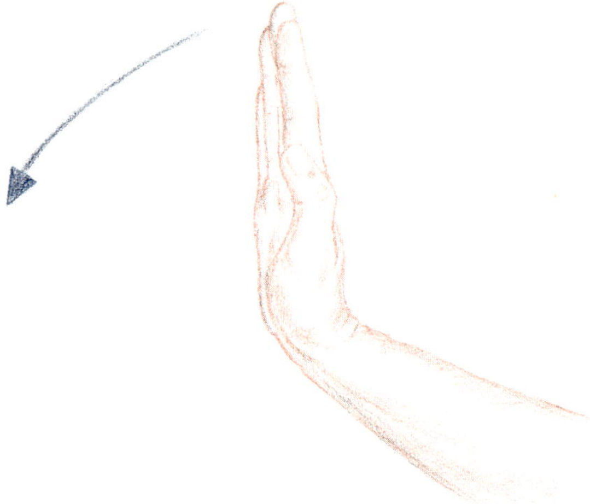

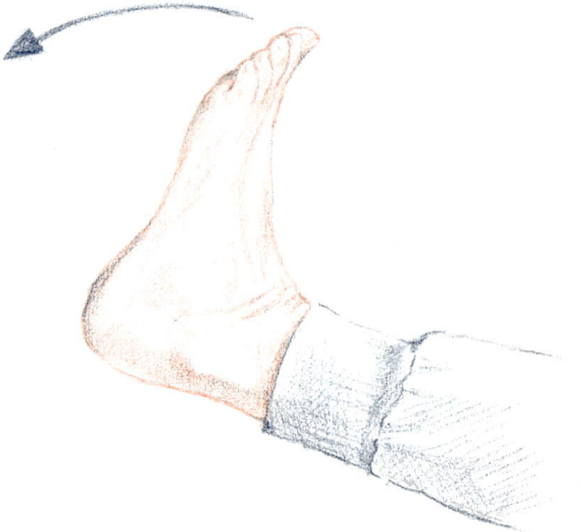

4 Zehen biegen *Heben Sie das rechte Bein, und halten Sie es mit den Händen, wie in der Zeichnung zu Übung 6. Bewegen Sie die Zehen auf und ab, und biegen Sie dabei das Fußgelenk. Bei der Aufwärtsbewegung ziehen Sie die Zehen auf sich zu, bei der Abwärtsbewegung strecken Sie sie nach unten. Mit dem anderen Fuß wiederholen und dann weitergehen zu Übung 5.*

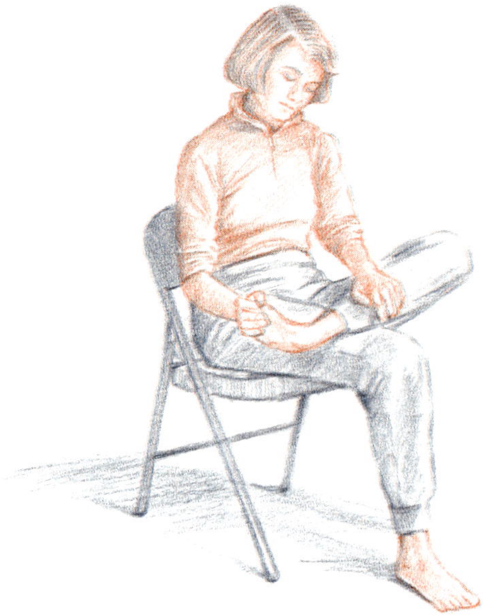

5 **Dehnung des Fußgelenks** *Setzen Sie sich auf einen Stuhl, wie die Darstellung zeigt, und legen Sie das rechte Bein auf den linken Oberschenkel. Halten Sie das rechte Bein mit der rechten Hand, und drehen Sie mit der linken Hand den Fuß, fünfmal im Uhrzeigersinn und fünfmal andersherum. Der Fuß bleibt dabei ganz entspannt. Wechseln Sie dann die Seite und gehen Sie anschließend weiter zu Übung 6.*

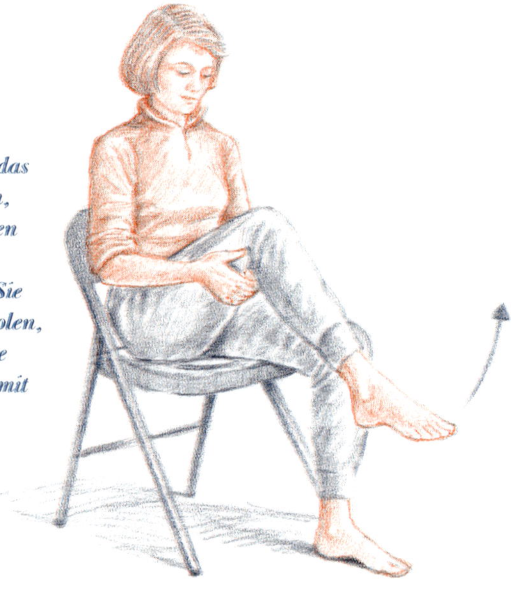

6 **Knie beugen** *Halten Sie das rechte Bein mit beiden Händen, wie die Darstellung zeigt. Heben Sie den Unterschenkel, bis das Bein gestreckt ist, und senken Sie ihn wieder. Mehrmals wiederholen, dann mit dem anderen Bein die gleiche Übung ausführen und mit Übung 7 fortfahren.*

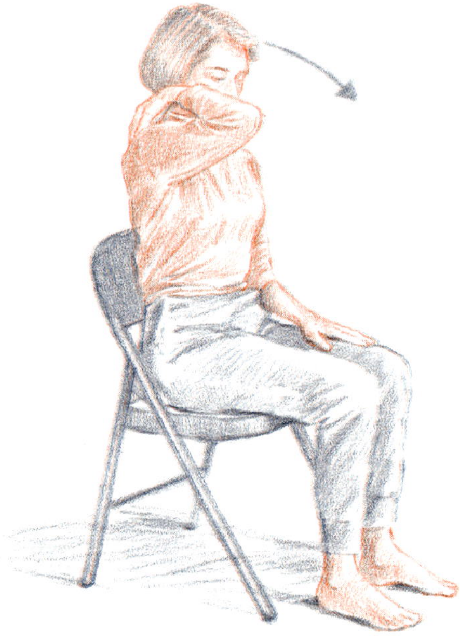

7 **Ellbogendehnung** *Setzen Sie sich aufrecht auf den Stuhl und strecken Sie den rechten Arm in Schulterhöhe gerade nach vorn aus. Winkeln Sie den Arm im Ellbogengelenk ab, und legen Sie die rechte Hand auf die rechte Schulter. Dann den Arm wieder gerade ausstrecken. Bewegen Sie den Oberarm währenddessen nicht. Mehrmals wiederholen, dann die gleiche Übung mit dem linken Arm machen.*

Hernien im Bauchraum

Die Organe im Bauchraum werden durch die Bauchmuskeln gehalten und geschützt. Hernien (Brüche) treten auf, wenn die Muskeln geschwächt sind und ein Loch in der Bauchdecke entsteht, durch welches das Organ hervortritt.

Diese Schwäche kann angeboren oder durch Operation oder mangelnde Bewegung verursacht sein. Operationsnähte sind Schwachstellen in der Bauchdecke, während unzureichende Bewegung die Muskeln erschlaffen läßt und den Bauch mit überschüssigem Fett belastet. Überanstrengung der Muskeln durch schweres Heben oder sogar bei Husten oder Verstopfung kann ein Loch zur Folge haben und einen Bruch hervorrufen.

Ein solches Loch läßt sich nur durch einen operativen Eingriff schließen. Yoga aber kann Ihnen helfen, einen Rückfall zu vermeiden oder überhaupt eine Hernie zu verhüten, denn es stärkt die Bauchmuskulatur, baut Fett ab und fördert die Sensibilität für den Körper.

Nach einer Hernien-Operation müssen Sie mindestens zwei Wochen warten, bevor Sie mit Yoga beginnen, nach anderen größeren Operationen länger. Fangen Sie dann langsam an, unter Aufsicht eines Arztes oder Yogaspezialisten. Üben Sie dreimal am Tag das *Einseitige Beinheben* (S. 21), aber nur bis zu einem Winkel von 60 Grad, und überanstrengen Sie dabei den Bauch nicht. VORSICHT! Sprechen Sie nach einer Bauchoperation jedenfalls mit Ihrem Arzt, bevor Sie mit Yoga beginnen.

AUS DEM GRUNDPROGRAMM

▷ Schwerpunkte: *Embryo, Halber Schulterstand, Teilatmung, Schnelle Bauchatmung*

▷ Gegenanzeigen: *Beidseitiges Beinheben, Joggen, Vorwärts-rückwärts-Beugen, Seitwärtsdehnung, Drehen, Sonnengruß, Asanas in Bauchlage, Kamel*

AUS DEM KAPITEL BESCHWERDEN

▷ Zusätzlich: *Kopfheben* (unten), *Bauchverschluß* (S. 74), *Bauchpumpe* (S.76)

Kopfheben *Rückenlage, die Beine ausgestreckt, die Arme an den Seiten. Atmen Sie aus, und heben Sie Kopf, Schultern und Arme. Einen Moment halten, dann beim Einatmen zurücklegen und entspannen. Bis zu 20mal wiederholen. Machen Sie die Übung nicht, wenn Sie Schmerzen in Bauch oder Nacken verspüren, oder richten Sie sich zuerst nur ein wenig auf und allmählich stärker. Fügen Sie die Übung nach dem* Einseitigen Beinheben *ein.*

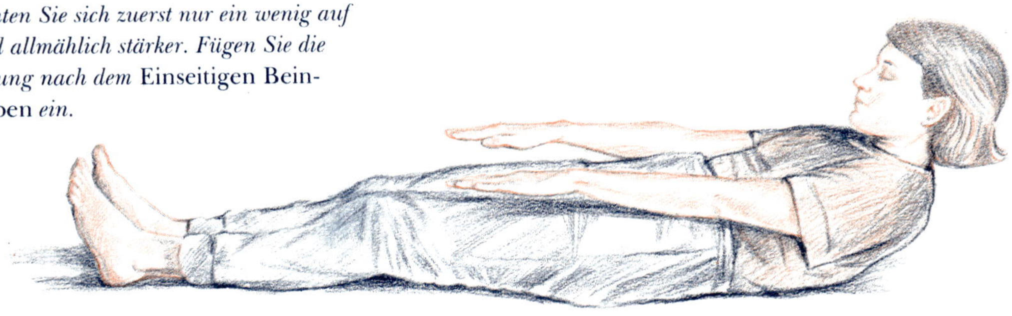

JETLAG

Weite Flugreisen beanspruchen den Organismus stark. Bei der Überquerung der Zeitzonen muß unsere physiologische Uhr ihren 24-Stunden-Zyklus neu einstellen, und außerdem muß man mit Terminen, Verspätungen und ungewohnten Situationen, mit Lärm, Hektik, Luftdruck- und Klimaveränderungen sowie kulturellen Unterschieden fertigwerden. Diesen Streß können Sie mit einfachen Yogaübungen verringern. Achten Sie während der Reise auf Gefühle wie Spannungen oder Müdigkeit, und fliehen Sie davor nicht in Alkoholgenuß, Rauchen, ein Buch oder einen Film. Die Achtsamkeit an sich verringert schon den Streß, hilfreich sind außerdem langsameres Atmen, *Kurzentspannung* (S. 37) und *Meditation* (S. 40). Bei der Umstellung der inneren Uhr hilft die Vorstellung, daß man schon 24 Stunden am Zielort lebt.

Am Ziel sollten Sie sich 24 Stunden Zeit lassen, bevor Sie aktiv werden. Machen Sie vor dem Schlafengehen einen Spaziergang oder Yogaübungen. Wenn Sie sehr müde sind, beginnen Sie mit der *Zyklischen Meditation* (S. 54-55) und gehen zum *Grundprogramm* über, wenn Ihre Energie zurückkehrt.

STRESS

Streß ist eine natürliche Reaktion auf Furcht oder Unsicherheit. Wenn man Angst hat, sich fürchtet oder die Fassung verliert, macht Streß den Körper flucht- oder kampfbereit. Da wir aber heutzutage streßauslösende Situationen kaum noch durch physische Reaktionen bewältigen können, wird der Streß nicht abgebaut.

Chronischer Streß ist eines der Hauptprobleme unserer Zeit. Er kann sich unbemerkt aufstauen und zum Dauerstreß werden, bei dem der Mensch unter chronischer Übererregung leidet. Diese entlädt sich schließlich in einer physischen Krankheit oder psychischen Störungen.

Yoga hilft hier, indem er Sie lehrt, Ihr Tempo zu verringern und Streß abzubauen. Bei vielen Entspannungstechniken gelingt das nicht, weil auf die Phase der Entspannung normalerweise eine Phase der Stokkung folgt, in der der Geist aktiv wird und eine weitergehende Entspannung verhindert. Die *Zyklische Meditation* (S. 54-55) begegnet diesem Prozeß, indem sie zwischen Entspannung und physischer Tätigkeit abwechselt, so daß der Geist beschäftigt und beruhigt wird und tiefere Entspannung möglich ist.

Machen Sie die *Zyklische Meditation* möglichst jeden Tag, und das *Kurze Grundprogramm*, wenn Sie Zeit haben. Die *Sofortentspannung* (S. 23) und die *Kurzentspannung* (S. 37) kann man auch für sich ausführen, um die Streßspirale am Arbeitsplatz zu durchbrechen. Wenn Sie für die gesamte *Zyklische Meditation* nicht genügend Zeit haben, können Sie die Übungen im Sitzen und die Übungen im Stehen abwechselnd jeden zweiten Tag ausführen.

Diese Übungen und die Lebensregeln des Yoga für den Alltag (S. 41) werden Ihnen helfen, sich zu entspannen und auch schwierigen Situationen ohne Aufregung zu begegnen. Ihr Leben wird ganzheitlicher werden und sich durch Gelassenheit und Leistungsfähigkeit auszeichnen.

ZYKLISCHE MEDITATION

Diese Übungen stammen aus dem *Grundprogramm*, werden aber in anderer Reihenfolge und mit anderer geistiger Einstellung durchgeführt. Die *Zyklische Meditation* kann das *Grundprogramm* ersetzen oder zusätzlich oder als Meditation ausgeführt werden; dann macht man sie langsamer und dehnt die Tiefenentspannung auf 20 Minuten aus. Üben Sie in einem ruhigen Raum, am besten vor dem Abendessen, und warten Sie nach einer Zwischenmahlzeit eine halbe Stunde, nach einer Hauptmahlzeit 90 Minuten. Machen Sie die Übungen immer in dieser Reihenfolge und mit geschlossenen Augen.

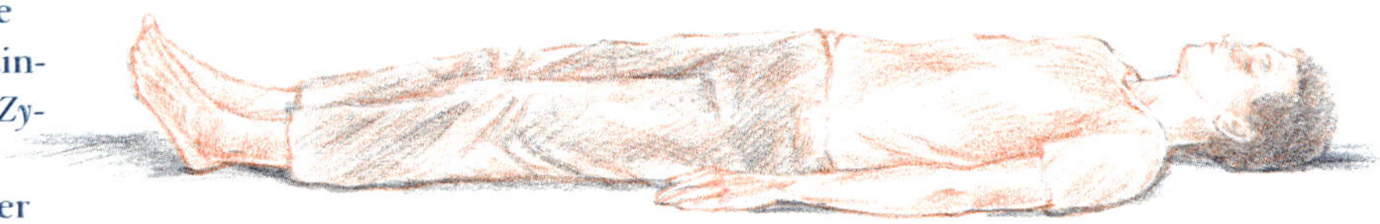

1 Sofortentspannung *Legen Sie sich auf den Boden wie dargestellt, Beine geschlossen und Arme an den Seiten. Alle Muskeln anspannen und entspannen, wie in der* Sofortentspannung *im* Grundprogramm *(S. 23). Die gesamte Übung sollte etwa zwei Minuten dauern. Dann auf die linke Seite drehen und spüren, wie der Körper sich in der veränderten Lage anfühlt. Mit geschlossenen Augen langsam aufstehen und in den* Seitlichen Bogen *gehen.*

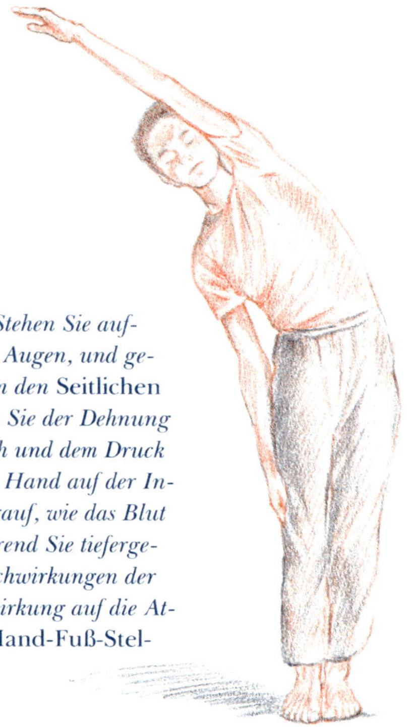

2 Seitlicher Bogen *Stehen Sie aufrecht, mit geschlossenen Augen, und gehen Sie ganz langsam in den* Seitlichen Bogen *(S. 27). Spüren Sie der Dehnung Ihrer äußeren Seite nach und dem Druck und der Berührung der Hand auf der Innenseite. Achten Sie darauf, wie das Blut in die Hand fließt, während Sie tiefergehen. Fühlen Sie die Nachwirkungen der Dehnung und die Auswirkung auf die Atmung. Weiter mit der* Hand-Fuß-Stellung.

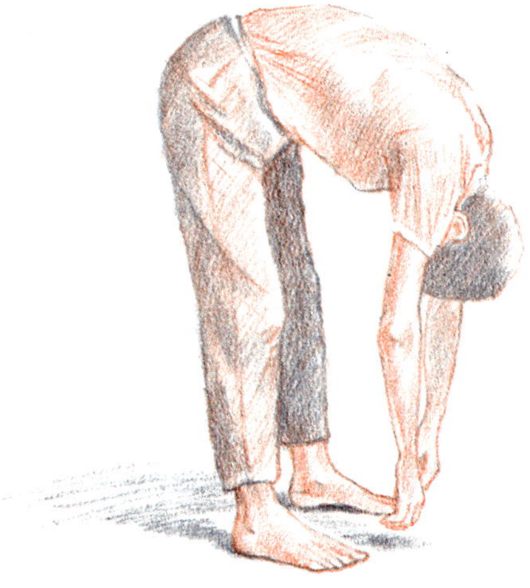

3 Hand-Fuß-Stellung *Neigen Sie sich langsam nach vorn bis in die* Hand-Fuß-Stellung *(S. 27). Achten Sie dabei weiterhin auf die verschiedenen Körpergefühle: Spüren Sie den Druck des verstärkten Blutandrangs im Kopf und die Dehnung auf der Rückseite der Beine. Die Stellung mindestens zwei Minuten halten, entspannen, dann langsam wieder hochkommen, dabei auf das Gefühl der Leichtigkeit im Kopf achten. Warten Sie, bis es vergangen ist, und gehen Sie weiter zur* Rückwärtsdehnung.

4 Rückwärtsdehnung *Stehen Sie aufrecht und lehnen Sie sich zurück in die* Rückwärtsdehnung *(S. 28). Die Stellung etwa zwei Minuten lang halten, es sei denn, Ihnen wird schwindlig oder unbehaglich. Spüren Sie, wie Ihre ganze Vorderseite gedehnt wird. Gehen Sie langsam wieder in die Ausgangsstellung zurück, achten Sie dabei auf die Welle der Nervenimpulse, während Sie aus der Dehnung kommen. Dann mit geschlossenen Augen vorsichtig auf den Boden niederlassen zur* Kurzentspannung.

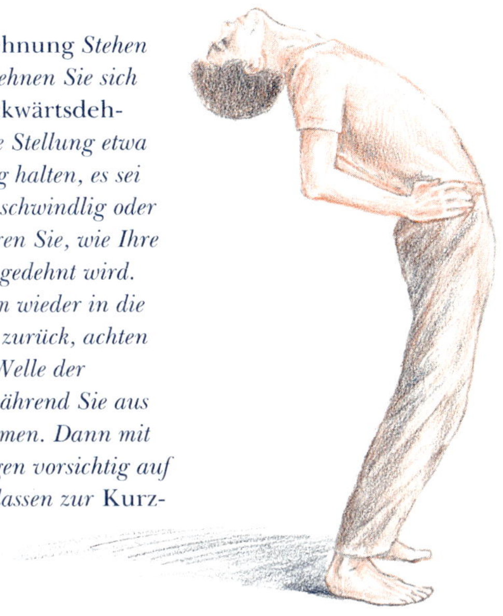

5 Kurzentspannung *Legen Sie sich einige Sekunden auf die rechte Seite und spüren Sie Ihren Körpergefühlen nach. Nehmen Sie dann die* Totenlage *(S. 36) ein, Arme und Beine sind dabei leicht gespreizt. Machen Sie die* Kurzentspannung *(S. 37), und achten Sie darauf, wie Ihre Entspannung tiefer wird und Energie in Ihnen aufsteigt, während Ihre Lungen sich mit Sauerstoff füllen. Die gesamte Übung sollte drei bis vier Minuten dauern. Gehen Sie dann weiter zum* Mond.

6 Mond *Setzen Sie sich auf, ohne sich wieder auf die Seite zu drehen, dabei mit den Armen nachhelfen. Strecken Sie die Beine gerade nach vorn aus, und stützen Sie die Arme, ebenfalls gestreckt, hinter sich auf. Diese Stellung etwa 30 Sekunden halten. Gehen Sie dann in den* Fersensitz *(S. 38), und halten Sie diesen wiederum 30 Sekunden. Neigen Sie sich langsam nach vorn in die* Mondstellung *(S. 33), beachten Sie dabei den steigenden Blutdruck im Kopf. Die Stellung etwa zwei Minuten halten, in den* Fersensitz *zurückkehren und von da aus in die* Kamelstellung *gehen.*

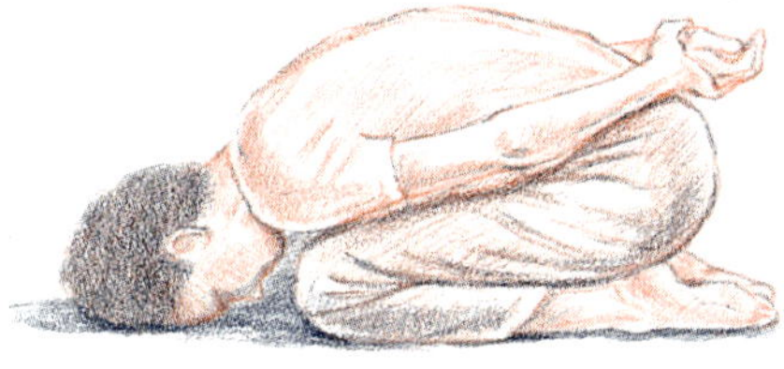

7 Kamel *Aus dem Fersensitz in die* Kamelstellung *(S. 33) gehen. Zwei Minuten halten, dabei der Dehnung nachspüren, dann in den* Fersensitz *zurückkehren. Achten Sie auf die anregende Wirkung der Dehnung. Gehen Sie dann in die* Totenlage *(S. 36), und machen Sie die* Tiefenentspannung *(S. 37), mindestens zehn Minuten lang. Anschließend aufrichten, ohne die Hände zu Hilfe zu nehmen. Nehmen Sie eine bequeme Haltung ein, und öffnen Sie langsam, in ihrem eigenen Tempo, die Augen. Versuchen Sie, den entspannten Zustand den ganzen Tag über beizubehalten.*

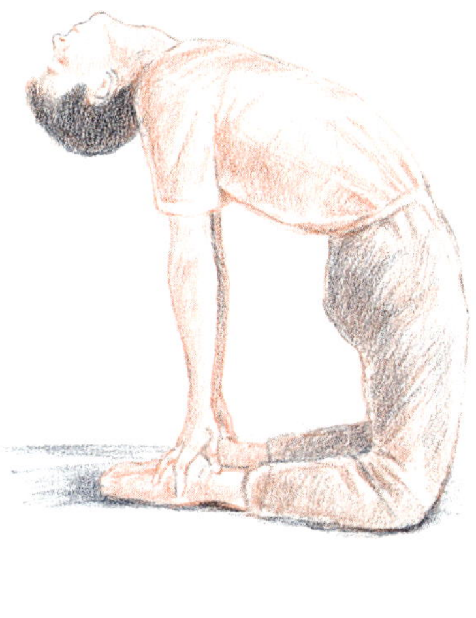

Müdigkeit

Chronische Müdigkeit ist eine häufige Begleiterscheinung des modernen Lebens. Im Gegensatz zu normaler Müdigkeit, die durch körperliche Arbeit hervorgerufen wird und während einer entsprechenden Ruhepause verschwindet, ist die chronische Müdigkeit ständig vorhanden, und normales Ausruhen hilft nur wenig. Geistige oder seelische Spannungen äußern sich oft in dauernder Anspannung bestimmter Muskelpartien. Der damit verbundene Energieverbrauch und die Störung des Atemrhythmus sind die Ursachen für die chronische Müdigkeit. Sie können dagegen angehen, indem Sie Ihren Streß abbauen. Beginnen Sie den Tag mit dem *Kurzen Programm* (S. 19), mit Schwerpunkt auf den *Asanas* (S. 26-35) und der *Tiefenentspannung* (S. 37). Abends füllen Sie Ihr Energiereservoir wieder auf mit *Tiefenentspannung*, *Pranayama* (S. 38-39) und *Meditation* (S. 40), 20 bis 30 Minuten lang. Wenn Sie tagsüber müde sind, entspannen Sie sich ein paar Minuten lang in der *Umgekehrten Totenlage*. Starke, plötzliche Anfälle unerklärlicher Müdigkeit können Anzeichen einer ernsthaften Krankheit sein. Yoga kann vielleicht helfen, aber konsultieren Sie erst Ihren Arzt.

Schlaflosigkeit

Um sich wirklich wohl zu fühlen, braucht man eine bestimmte Menge Schlaf. Im Schlaf haben Körper und Geist die Möglichkeit, auszuruhen und sich zu erholen. Viele Menschen finden allerdings nur mit Schlaftabletten oder Beruhigungsmitteln Schlaf. Obwohl diese Medikamente abhängig machen und möglicherweise schädlich sind, werden sie weltweit am häufigsten konsumiert.

Mit Yoga können Sie anhaltende Schlaflosigkeit auf natürliche Weise bekämpfen. Normalerweise entsteht Schlaflosigkeit durch starke Anspannung und Angst, die das Gehirn nachts nicht zur Ruhe kommen lassen. Wenn Sie zu Bett gehen, tauchen alle unerledigten Aufgaben und unterdrückten Spannungen auf, Gedanken und Gefühle drehen sich im Kreis und erzeugen eine ständige innere Anspannung, die Sie wach hält. Anstatt zu Schlafmitteln zu greifen, können Sie mit einfachen Yogaübungen die kreisenden Gedanken beruhigen.

Machen Sie, bevor Sie zu Bett gehen, zehnmal das *Atmen mit Armdehnung* und sechsmal das *Atmen mit Handdehnung* (S. 20). Wenn Sie sich hingelegt haben, erinnern Sie sich kurz an die Ereignisse des Tages, mit der Gegenwart beginnend rückwärts bis zum Aufstehen. Dann besinnen Sie sich auf besonders glückliche Zeiten in Ihrem Leben. Zum Schluß entspannen Sie sich (S. 37), bis Sie ganz von selbst einschlafen.

Wenn Sie trotzdem nicht einschlafen, machen Sie sich keine Sorgen. Wenden Sie die langsame Bauchatmung an, und achten Sie auf Ihre Gedanken und Körpergefühle. Versuchen Sie auch, Ihre Gedanken durch *Meditation* (S. 40) zu beruhigen. Selbst wenn Sie nicht einschlafen, erholen Sie sich durch die tiefe Entspannung so, daß Sie den nächsten Tag bewältigen können. Auch Schlaflosigkeit kann auf eine Krankheit hinweisen. Nach einer Reihe von schlaflosen Nächten sollten Sie daher zum Arzt gehen.

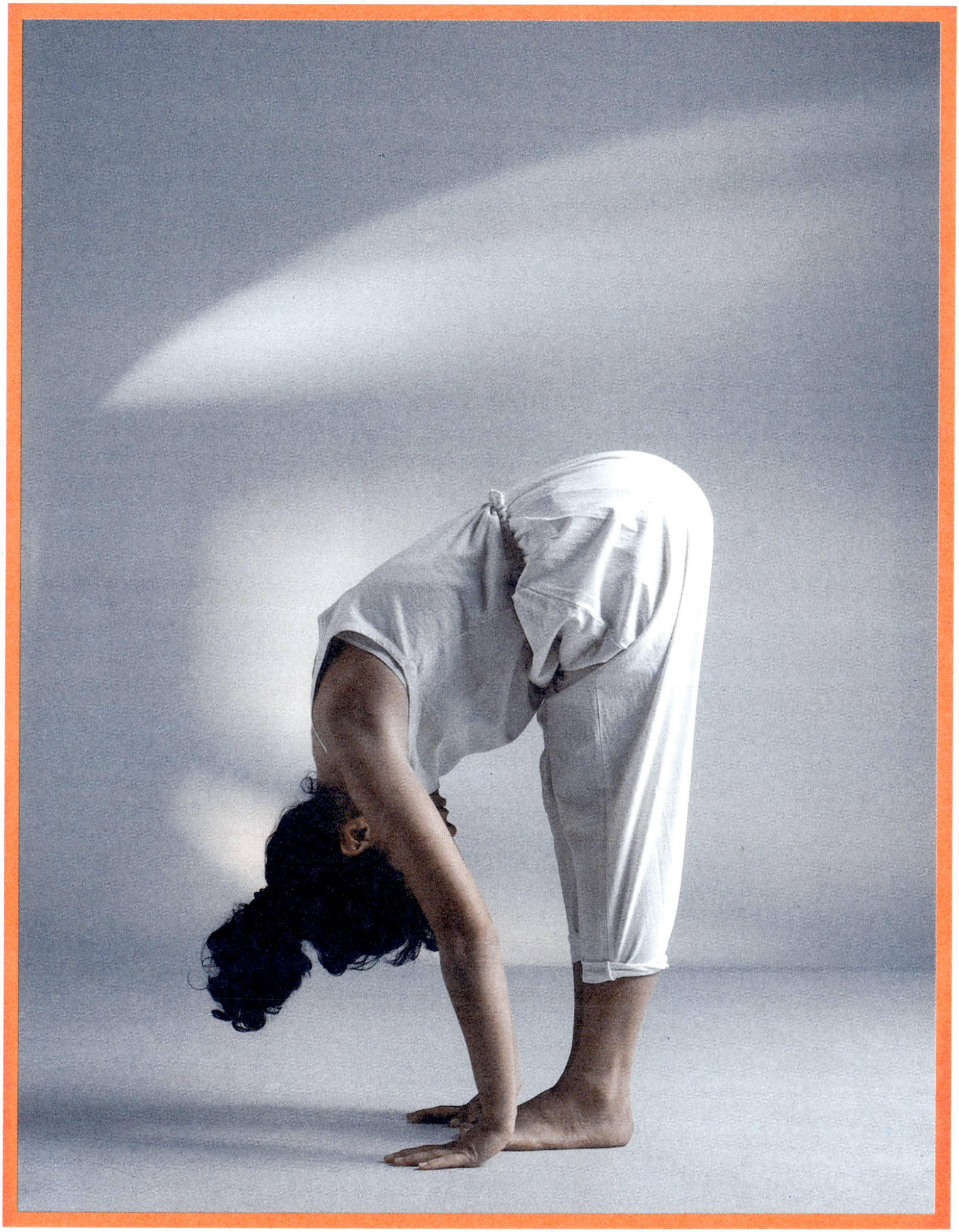

DIE HAND-FUSS-STELLUNG

Übergewicht

Abnehmen ist einfach – weniger Essen und mehr Bewegung. Wenn Sie von Kindheit an zu dick sind oder stark zu Übergewicht neigen, fällt Ihnen das unter Umständen vielleicht schwer. Sie werden aber trotzdem Erfolg haben, wenn Sie weniger Energie (in Form von Nahrung) aufnehmen, als Sie verbrauchen. In einigen Fällen wird Fettleibigkeit allerdings durch Hormonstörungen verursacht und muß unter ärztlicher Aufsicht medikamentös behandelt werden.

Zum Abnehmen eignet sich am besten eine kalorienarme Ernährung mit vielen Ballaststoffen. Manchem fällt es schwer, solch eine Ernährungsweise durchzuhalten, besonders wenn man gewöhnt ist, viel zu sich zu nehmen, und Essen zur Ersatzhandlung geworden ist. Yoga kann Ihnen helfen, Ihre Eßgewohnheiten unter Kontrolle zu bringen. Durch Entspannung wird die Selbstbeherrschung aufgebaut und das Verlangen nach Nahrung abgeschwächt: Die unten beschriebene Autosuggestion kann das Eßbedürfnis verringern.

Wenn Sie das Bedürfnis zu essen überkommt, sagen Sie zu sich selbst: »Liebe Seele, liebe Zunge, ich esse ja gleich – aber warum so eilig? Laßt uns dieses Essen in aller Ruhe genießen.« Machen Sie dann fünf tiefe Atemzüge und beginnen Sie langsam zu essen. Schmecken und genießen Sie jeden Bissen.

Sie können sich auch sagen: »Dieses Essen macht mich glücklich, aber eigentlich löst es einen inneren Zustand aus – die Stille der Befriedigung. Deswegen esse ich langsam und konzentriere mich dabei auf dieses Gefühl der Befriedigung.«

Auch die Bewegungsübungen des Yoga sind gegen Übergewicht ideal. Sie sind sanft und sorgfältig abgestuft und beugen so Ermüdung, Verletzungen und Überlastung des Herzens vor.

AUS DEM GRUNDPROGRAMM

▷ Schwerpunkte: *Vorübungen, Asanas*

▷ Gegenanzeigen: *Halber Schulterstand, Schulterstand, Pflug*

AUS DEM KAPITEL BESCHWERDEN

▷ Zusätzlich: *Umgekehrte Totenlage* (S. 62)

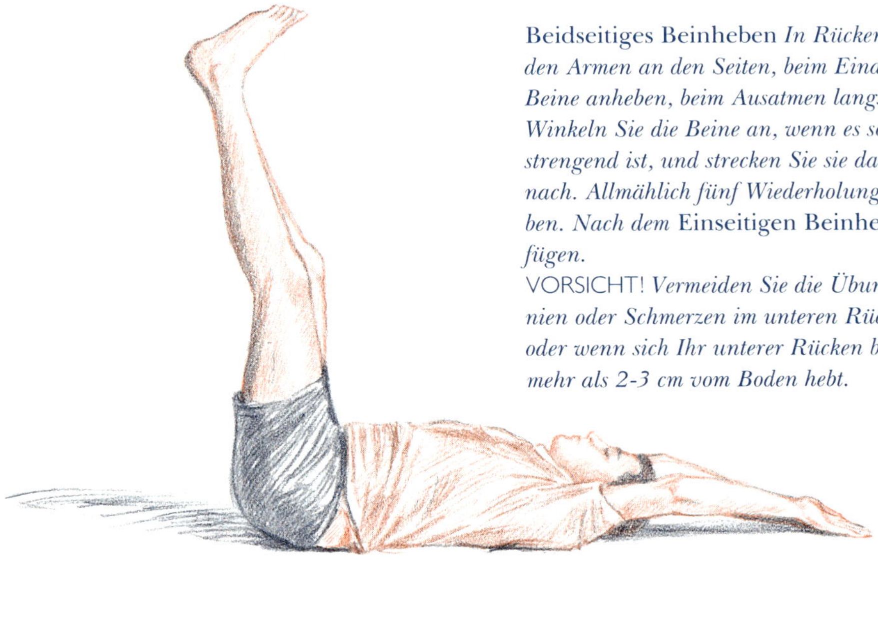

Beidseitiges Beinheben *In Rückenlage, mit den Armen an den Seiten, beim Einatmen beide Beine anheben, beim Ausatmen langsam senken. Winkeln Sie die Beine an, wenn es sonst zu anstrengend ist, und strecken Sie sie dann nach und nach. Allmählich fünf Wiederholungen anstreben. Nach dem* Einseitigen Beinheben *einfügen.*

VORSICHT! *Vermeiden Sie die Übung bei Hernien oder Schmerzen im unteren Rückenbereich, oder wenn sich Ihr unterer Rücken beim Anheben mehr als 2-3 cm vom Boden hebt.*

Krebs und Aids

Aids wird durch einen Virus hervorgerufen, der die Immunzellen angreift. Bis jetzt gibt es dagegen weder einen Impfstoff noch ein Medikament. Da der Virus aber in den meisten Fällen bei ungeschütztem Geschlechtsverkehr oder Gebrauch von benutzten Spritzen übertragen wird, liegt es in Ihrer Hand, sich dagegen zu schützen. Der Virus kann jahrelang ruhen, nach dem Ausbruch der Krankheit aber ist die Lebenserwartung stark herabgesetzt. In diesem Stadium kann Yoga hilfreich sein, weil es die gesunden Immunzellen stärkt. In manchen Fällen kann es auch helfen, den Ausbruch der Krankheit zu verzögern.

Krebs kann durch viele Faktoren verursacht werden, deren Einfluß Sie sich nicht immer entziehen können. Aber mit einer gesunden Lebensweise kann man manchen Krebsarten vorbeugen. Tabak, Alkohol und chronische Verstopfung zum Beispiel können Krebs auslösen, und auch Streß trägt oft dazu bei. Wenn Sie Yoga praktizieren, verlernen Sie oft Ihr Verlangen nach schädlichen Genußmitteln bzw. schenken ihnen nicht mehr soviel Beachtung; außerdem sinkt Ihr Streßniveau, und Ihre Ernährung wird gesünder.

Wenn der Krebs sich bereits entwickelt hat, kann Yoga Operationen, Chemotherapie und Strahlentherapie sinnvoll ergänzen. Nach einer Operation kann er auch die Rehabilitation unterstützen, dazu müssen Sie aber einen Yogaspezialisten oder einen Arzt zu Rate ziehen.

Die Lebensregeln und philosophischen Grundsätze des Yoga sind zwar kein Heilmittel für Krebs oder Aids, sie können Ihnen aber helfen, den physischen und psychischen Belastungen, die beide Krankheiten mit sich bringen, positiver gegenüberzustehen. *Yoga Nidra* (unten) hilft Ihnen, mit Schmerzen und Verzweiflung umzugehen. Visualisieren Sie während des *Yoga Nidra*, wie Ihre Immunzellen gestärkt werden und die erkrankten Zellen angreifen. Bei einer Chemotherapie können Entschlossenheit und tiefe Entspannung, die man durch *Yoga Nidra* erlangt, die Übelkeit und andere Begleitsymptome abschwächen.

YOGA NIDRA

Führen Sie ihn immer aus, wenn Sie 20 bis 40 Minuten Zeit haben. Visualisieren Sie dabei positive Energie, die Ihren Körper durchströmt, oder negative Energie, die herausfließt. Lesen Sie zuerst die *Tiefenentspannung* auf Seite 37 nach, und machen Sie sich damit vertraut. Beginnen Sie dann wie bei der *Tiefenentspannung*, und folgen Sie den Anweisungen unten. Schlafen Sie während der Entspannung möglichst nicht ein.

Fassen Sie einen Entschluß und formulieren Sie ihn in einem Satz, etwa: »Ich werde gesund und leiste Gutes für die Menschen um mich herum.« Anschließend folgen Sie dem Text auf Seite 37. Spüren Sie dann, wir Ihr Atem durch die Nasenlöcher, den Brustraum oder einen vorgestellten Kanal zwischen Nabel und Kehle fließt. So fördern Sie Entspannung und Konzentration und wecken belebende Energien. Achten Sie nun auf Ihre Gefühle und Wahrnehmungen. Denken Sie sich Gegensatzpaare, wie heiß/kalt, schwer/leicht, Freude/Sorge, Liebe/Haß. Dadurch entspannen Sie sich auf der Gefühlsebene. Visualisieren Sie anschließend eine Reihe von Bildern oder Symbolen, zum Beispiel Landschaften, Meere, Berge, Blumen, und wenn Sie gläubig sind, Heilige oder religiöse Symbole. Enden Sie mit dem Entschluß, den Sie am Anfang gefaßt haben, und kehren Sie langsam in einen aktiveren Zustand zurück.

Herz-Kreislauf-System

Das Herz arbeitet von allen Muskeln des Körpers am meisten. Ununterbrochen pumpt es Blut durch die Adern und führt so dem Gewebe Nährstoffe und Sauerstoff zu und sorgt für den Abtransport der Schlacken. Unser Herz-Kreislauf-System ist sehr widerstandsfähig, doch ständige schlechte Behandlung durch Rauchen, Streß, Übergewicht, hohe Cholesterinzufuhr und Bewegungsmangel können zu degenerativen Erkrankungen führen. In den Wohlstandsgesellschaften sind sie die häufigste Ursache für frühzeitige Abnutzungserscheinungen, doch sie können meist vermieden werden, wenn man die Risikofaktoren, die dazu führen, verringert.

Yoga ist für die Behandlung solcher Krankheiten äußerst nützlich. Yogis können ihren Herzschlag willentlich beeinflussen, und auch Menschen ohne vorherige Erfahrung mit Yoga lernen schnell, zu hohen Blutdruck zu senken. Yoga wirkt sowohl auf den Geist als auch auf den Körper, denn er lehrt Sie, Ihre Lebenseinstellung zu verändern und Streß abzubauen; gleichzeitig stärkt er die Organe. Außerdem hilft er beim Aufbau der Selbstdisziplin, die man braucht, um die Risikofaktoren einzuschränken.

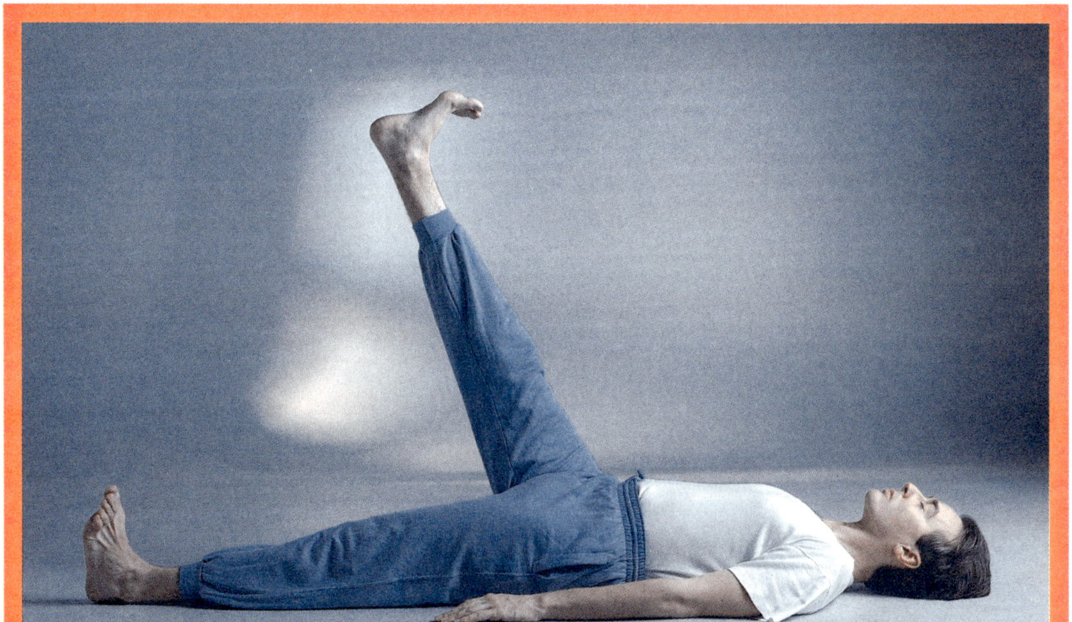

EINSEITIGES BEINHEBEN

Hypertonie

Der Blutdruck hängt von Ihrem inneren Zustand ab. Wenn Sie ruhig sind, ist er niedrig, aber wenn Sie sich aufregen oder gestreßt sind, steigt er an. Zu dem Druckanstieg kommt es, weil das sympathische Nervensystem als Reaktion auf Reize die Muskeln in den Arterienwänden veranlaßt, sich zusammenzuziehen.

Anhaltend hoher Blutdruck (Hypertonie) entsteht nach längeren Perioden der Überreizung, weil die Arterien sich an die ständige Kontraktion gewöhnen. Obwohl zu Anfang vielleicht gar keine Symptome auftreten, muß Hypertonie behandelt werden, da sonst mit der Zeit das Gehirn und andere lebenswichtige Organe geschädigt werden können. Manchmal hat Hypertonie auch andere Ursachen als Streß, konsultieren Sie daher Ihren Arzt, bevor Sie mit Yoga beginnen. Yoga kann eine medikamentöse oder operative Behandlung unterstützen. Wenn Streß der Grund für die Hypertonie ist, machen Sie täglich Yoga, lassen Sie dabei aber alle Umkehrstellungen fort, bauen Sie Ihre Reaktionen auf Streß ab, und vermeiden Sie Überreizungen.

AUS DEM GRUNDPROGRAMM

▷ Schwerpunkte: *Atmen und Dehnen, Entspannung, Pranayama, Meditation, Gefühlspflege*

▷ Gegenanzeigen: *Lockerungsübungen, Sonnengruß, Asanas in Bauch- und in Rückenlage, Mond, Schnelle Bauchatmung*

Herzerkrankungen

Daß die Arterien sich allmählich zusetzen, ist eine übliche Begleiterscheinung des Alterns, die durch das Tempo des modernen Lebens und den individuellen Lebensstil noch beschleunigt werden kann. Durch die degenerierten Arterien fließt weniger Blut, so daß das Herz nicht ausreichend mit Sauerstoff versorgt wird. Das kann Angina pectoris und Herzinfarkte verursachen, bei denen sich ein Blutgerinnsel bildet und den Blutzufluß zum Herzen blockiert. Als Folge davon sterben Teile des Herzmuskels wegen Sauerstoffmangels ab.

Wenn es Ihnen gelingt, mit dem Rauchen aufzuhören, Streß abzubauen und Hypertonie, zu hohe Blutzuckerwerte und Übergewicht unter Kontrolle zu bringen, vermindern sie das Risiko einer Herzerkrankung beträchtlich.

Yoga kann Ihnen helfen, die innere Unruhe und das Bedürfnis nach »Belohnung« durch Erfolg oder exzessive Genüsse, die oft Ursache für gesundheitsschädigendes Verhalten sind, abzubauen.

Die Entspannungsübungen wirken sich sofort auf das Streßniveau aus, und die *Glücksanalyse* (S. 13) ändert Ihre Einstellungen auf einer tieferen Ebene, befreit Sie von der Abhängigkeit von krankmachenden Gewohnheiten und hilft Ihnen, Ausgeglichenheit und Zufriedenheit in sich selbst zu finden.

AUS DEM GRUNDPROGRAMM

▷ Schwerpunkte: *Entspannung, Pranayama, Meditation, Gefühlspflege*

▷ Gegenanzeigen: *Lockerungsübungen, Heuschrecke, Bogen, Asanas in Rückenlage*

AUS DEM KAPITEL BESCHWERDEN

▷ Zusätzlich: *Zyklische Meditation* (S. 54-55)

Krampfadern

Auch für Krampfadern gilt, daß Vorbeugen leichter ist als Heilen. Sie entstehen, wenn das Herz nicht mehr fähig ist, den Blutkreislauf aufrechtzuerhalten. Die Zirkulation in den Venen wird normalerweise durch Muskelaktivitäten wie Gehen unterstützt, aber bei Bewegungsmangel kann das Blut sich in den Beinen ansammeln und zu einer Ausdehnung der Venen führen. Daraus entstehen chronische Schmerzen, Hautverfärbungen und Geschwüre. Ernsthafte Komplikationen können auftreten, wenn sich in dem stehenden Blut ein Gerinnsel bildet und ins Herz oder in die Lunge gelangt. Yoga kann Ihnen helfen, solche Gerinnsel zu vermeiden, indem er Sie fit und aktiv hält und den Kreislauf anregt.

Wenn Krampfadern einmal entstanden sind, kann Yoga sie nicht heilen. Er hilft aber, die Symptome abzuschwächen und beugt weiterer Verschlimmerung vor. Besonders nützlich sind Umkehrstellungen, wie der *Schulterstand* (S. 31), die das gestaute Blut wieder zum Fließen bringen.

Umkehrung der Totenlage *Legen Sie sich an eine Wand, heben Sie die Beine, und stützen Sie sie gegen die Wand, senkrecht oder in einem Winkel von 45 Grad, mit durchgedrückten Knien. Sie können sich dabei ein Kissen unter den Po legen. Die Übung nicht während der Menstruation ausführen. Entspannen Sie sich. Nach den* Asanas *in* Bauchlage *oder während des Tages ausführen.*

VORSICHT! Gegenanzeigen: *Kürzlich entstandene Blutgerinnsel in den Venen oder Hypertonie.*

Bevor Sie mit Yoga beginnen, müssen Sie Ihren Arzt konsultieren, denn Yoga kann zwar die Tendenz zur Bildung von Gerinnseln verringern, aber wenn sie bereits existieren, können sie durch bestimmte Yogaübungen in Bewegung geraten. Lassen Sie daher die *Lockerungsübungen*, den *Sonnengruß* und alle *Asanas* fort, bis Sie sicher sind, daß Sie keine Blutgerinnsel in den Venen haben.
ACHTUNG! Konsultieren Sie auf alle Fälle Ihren Arzt, bevor Sie die Hinweise unten befolgen.

AUS DEM GRUNDPROGRAMM
Schwerpunkte: *Atmung* und *Dehnung, Halber Schulterstand, Schulterstand, Pflug, Fisch, Pranayama*
▷ Gegenanzeige: *Joggen*
AUS DEM KAPITEL BESCHWERDEN
▷ Zusätzlich: *Umkehrung der Totenlage* (unten)

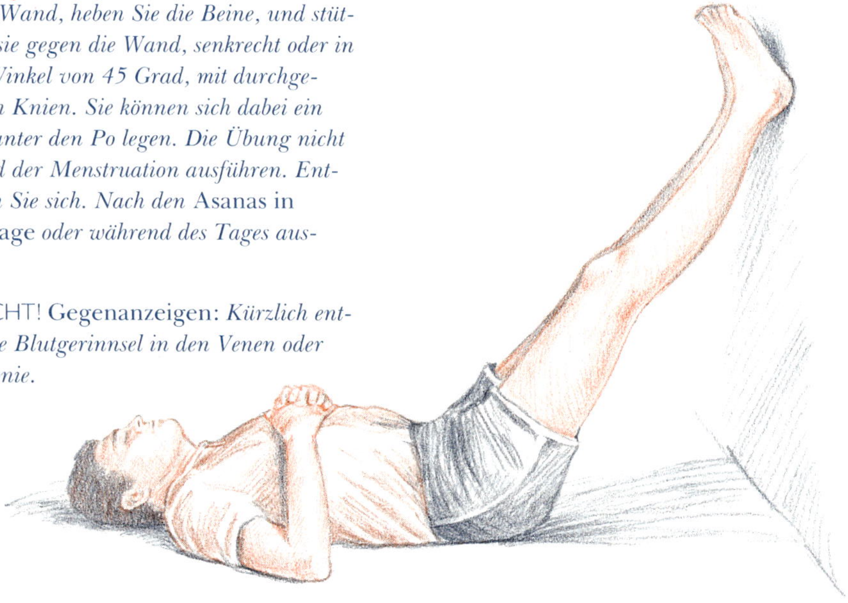

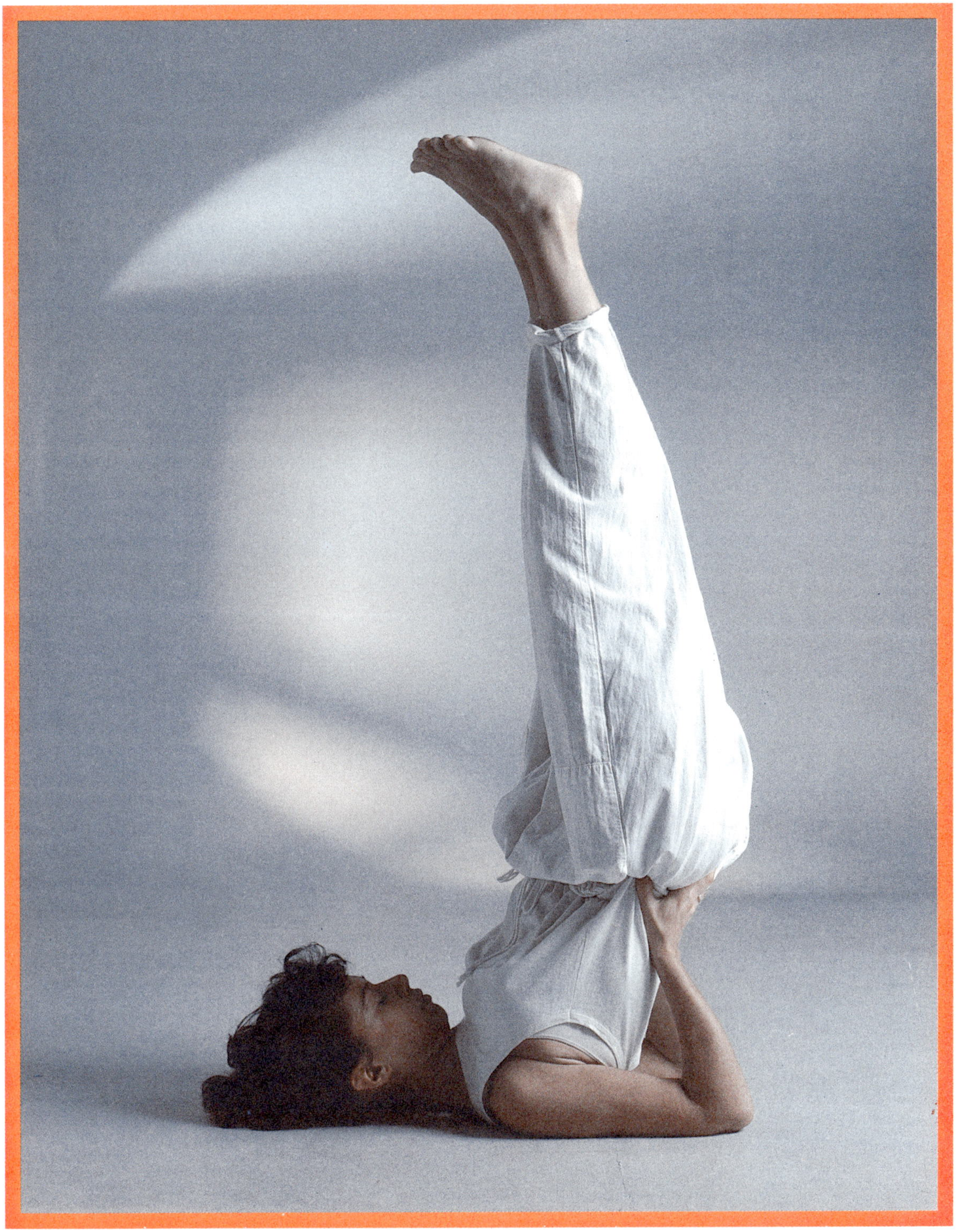

DER SCHULTERSTAND

Atmung

Richtige, natürliche Atmung bringt Gesundheit, Glück und Erneuerung. Sie klärt die Gedanken, beruhigt die Gefühle und bringt unsere Energie zum Fließen. Viele von uns aber haben das gesunde Atmen verlernt. Sitzende Lebensweise, geistiger und emotionaler Streß fordern ihren Tribut und führen zu flachem, unregelmäßigem Atem, der täglich unsere Laune und auf lange Sicht die Gesundheit beeinträchtigen kann. Schlechte Atmung kann chronische Müdigkeit, Infektionen der Atemwege und Allergien zur Folge haben. Der wichtigste Beitrag, den Yoga für Ihre Gesundheit leistet, ist vielleicht der, daß er Sie lehrt, wieder natürlich zu atmen.

Viele Menschen mit Erkrankungen der Atmungsorgane haben durch Yoga Erleichterung gefunden. Durch die Beruhigung des Gemütes werden die Überreaktionen, die Krankheiten wie Bronchialasthma und Heuschnupfen hervorrufen, abgeschwächt. Yoga stärkt auch das Immunsystem, daher werden Infektionskrankheiten seltener. Und wenn Ihre Lungen dauerhaft geschädigt sind, wie bei chronischer Bronchitis, lehrt Yoga Sie, die Effektivität der Atmung zu verbessern und Ihr Lungenvolumen optimal zu nutzen.

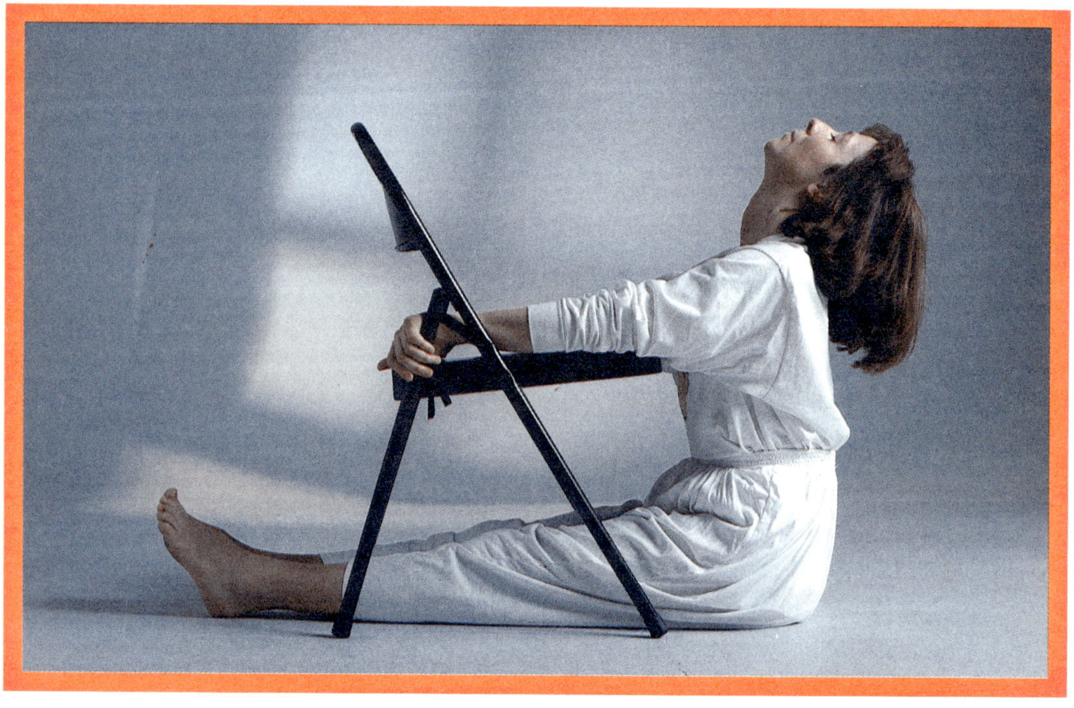

ATMEN MIT STUHL

Heuschnupfen

Die Nase ist nicht nur Geruchsorgan, sondern auch die Klimaanlage des Körpers. Sie filtert, erwärmt und befeuchtet die Luft, bevor sie in die Lungen gelangt.

Auch der Niesreflex ist ein Teil dieses schützenden Systems. Er dient zum Ausstoßen von eingeatmeten Reizstoffen. Sobald sie die Nasenschleimhaut berühren, melden die Nerven das dem Gehirn, welches dann das Niesen auslöst. Nach dem gewaltigen Luftstoß durch die Nase wird durch das Anschwellen der Nasenschleimhaut der Zugang blockiert, und reichliche Absonderung von Flüssigkeit sorgt dafür, daß der Reizstoff ausgespült wird.

Heuschnupfen ist gekennzeichnet durch häufiges Niesen und eine ständig laufende oder verstopfte Nase. Er entsteht durch Überreaktion auf den Niesreiz. Auslöser können viele Faktoren sein, zum Beispiel Pollen oder Hausstaub, aber auch psychische Komponenten, wie emotionale Konflikte oder Hypersensibilität, können diese allergische Reaktion der Nasenschleimhaut hervorrufen.

Yoga erhöht die Reizschwelle der Nasenschleimhaut durch einfache Atemübungen, *Asanas* und die *Nasenspülung* (unten). Machen Sie die *Nasenspülung* vor den täglichen Übungen, und bei verstopfter oder laufender Nase bis zu dreimal am Tag. Immer wieder haben Patienten eine deutliche Besserung beobachtet, sogar schon nach zwei bis vier Wochen, obwohl die Allergenkonzentration in ihrer Umgebung gleich blieb. Das deutet darauf hin, daß allergische Reaktionen der Nasenschleimhaut häufig Überreaktionen sind und keine tieferliegende physiologische Ursache haben.

AUS DEM GRUNDPROGRAMM
▷ Schwerpunkte: *Atmen und Dehnen, Joggen, Schnelle Bauchatmung*
AUS DEM KAPITEL BESCHWERDEN
▷ Zusätzlich: *Verstärkte Wechselatmung* (S. 70)

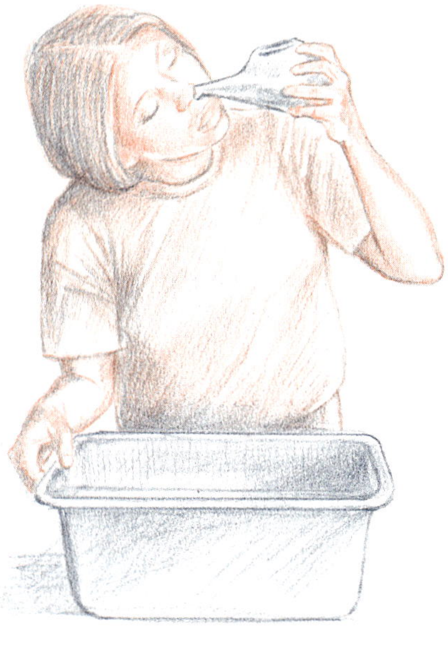

Nasenspülung *Füllen Sie in ein Gefäß mit langer Schnauze lauwarmes Salzwasser (ein Teelöffel Salz pro halben Liter). Neigen Sie den Kopf nach links und führen Sie die Schnauze in das rechte Nasenloch ein. Gießen Sie langsam Wasser hinein, so daß es aus dem rechten Nasenloch wieder herausfließt. Auf der anderen Seite wiederholen. Das restliche Wasser ausschnauben, ein Nasenloch nach dem anderen. Dann den Kopf zurücklegen und Wasser in das rechte Nasenloch gießen, so daß es in den Mund läuft. Ausspucken. Auf der linken Seite wiederholen. Verwenden Sie für jedes Nasenloch eine Tasse Wasser. Bis zu dreimal am Tag durchführen, einmal vor den Yogaübungen.*

Bronchialasthma

Die Lungen sind sehr kompliziert aufgebaut und werden so gesteuert, daß sie sich unseren wechselnden Bedürfnissen anpassen. Die Luftröhre teilt sich in immer kleinere Gänge auf, die man als Bronchien und Bronchiolen bezeichnet. Sie enden schließlich in winzigen Luftsäckchen oder Alveolen, in denen der Sauerstoff, den man mit der Luft einatmet, gegen das Kohlendioxyd aus dem Blut ausgetauscht wird. Um in die Alveolen zu gelangen, muß die Luft zuerst das gesamte Bronchiennetz passieren. Die Luftmenge wird durch Ausdehnung und Zusammenziehen der Bronchien reguliert.

In den Wänden der Bronchien befinden sich Ringmuskeln, die diese zusammenziehen oder ausdehnen können. Die Muskelbewegungen werden vom Gehirn über das vegetative Nervensystem gesteuert. Dieses besteht aus den sympathischen Nerven, die für die Ausdehnung der Bronchien, und den parasympathischen, die für die Kontraktion sorgen. Bei großem Sauerstoffbedarf veranlaßt das Gehirn die Erweiterung der Bronchien, so daß man mehr Luft aufnehmen kann, und wenn man weniger Sauerstoff braucht, werden die Bronchien zusammengezogen, so daß weniger Luft eintritt.

Während eines Asthmaanfalls funktioniert dieser Mechanismus nicht. Die Bronchien werden zu stark zusammengezogen, so daß das Blut nicht genügend Sauerstoff bekommt. Die Kontraktion ist aber vorübergehend, und nach dem Anfall arbeiten die Lungen wieder normal, sie werden also nicht geschädigt. Im Prinzip ist Asthma daher vollständig heilbar.

Dieses starke Zusammenziehen der Bronchien, der Bronchospasmus, tritt auf, wenn die parasympathischen Nerven überreizt sind. Weiter behindert wird der Luftstrom durch Reizung der Bronchien, die zu einem Anschwellen der Bronchienschleimhaut und zu Schleimabsonderung führt. Während eines Anfalls spannen Asthmatiker bei dem Versuch, mehr Luft einzuatmen und aus Angst vor dem Ausatmen außerdem häufig die Brustmuskeln an. Auch diese – natürliche – Panikreaktion erschwert die Atmung.

Anfälle werden durch vielfältige physische und psychische Faktoren verursacht. Bewegung, Aufregung, kalte Luft und Infektionen, aber auch bestimmte Substanzen wie Pollen, Milben oder Hausstaub können Auslöser sein. Wenn Sie gegen solche Stoffe eine Allergie entwickeln, betrachtet Ihr Körper das Allergen als gefährlich, und bestimmte Zellen in den Bronchienwänden reagieren darauf, indem sie Chemikalien freisetzen, die die schleimproduzierenden Zellen und die parasympathischen Nerven anregen. Das Gehirn wiederum reagiert auf die Reizung dieser Nerven mit noch stärkerer Reizung, was den Bronchospasmus nur verschlimmert.

Das Gehirn vermag auch von sich aus Asthmaanfälle zu verursachen. So kann schon das Foto einer Wiese mit Heu bei einem Heuallergiker einen Anfall auslösen. Auch starke, unterdrückte Gefühle führen mitunter zu Anfällen. Asthmatiker sind oft hochsensible und gefühlsbetonte Menschen, denen es schwerfällt, Emotionen auszudrücken.

Die konventionellen Methoden der Asthma-Therapie behandeln vor allem die Symptome. Bronchospasmolytika erweitern die Bronchien und Immunsuppressoren unterdrücken die allergische Reaktion. Aber keine dieser Behandlungsmethoden kann Asthma heilen. Außerdem läßt ihre Wirkung häufig mit der Zeit nach, so daß immer höhere Dosen oder stärkere Medikamente eingesetzt werden müssen, wodurch dann in der Folge auch stärkere Nebenwirkungen auftreten.

ASTHMA UND YOGATHERAPIE

Die Yogatherapie zielt darauf ab, Asthma zu heilen, anstatt es zu unterdrücken. Sie wirkt auf Körper, Geist und Gefühlsleben und bringt die Energie zum Fließen. Das *Grundprogramm* ist unter mehreren Gesichtspunkten hilfreich: Die Leistungsfähigkeit des Atemsystems steigt, der Schleim wird aus der Lunge entfernt, die verspannte Brustmuskulatur gelockert, und man lernt, die Lungen richtig einzusetzen. Das Energieniveau steigt, Körper und Geist werden ruhig und ausgeglichen. *Gefühlspflege* (S. 41) und *Glücksanalyse* (S. 13) helfen, mit negativen Anwandlungen umzugehen.

Durch Yoga wird auch die allergische Reaktion in den Lungen abgeschwächt, außerdem lernt man mit der Zeit, die unwillkürlichen Nervenreflexe zu beherrschen, so daß man dann weniger stark auf Faktoren reagiert, die sonst einen Anfall ausgelöst hätten.

Doch Yoga reduziert nicht nur die Häufigkeit der Anfälle, sondern er kann auch während eines Anfalls helfen. Weil Sie sich besser entspannen und Ihre Atmung besser steuern können, geraten Sie weniger leicht in Panik, so daß die Anfälle nicht so schwer werden. Um einen drohenden Anfall abzuwenden, können Sie das *Atmen mit Stuhl* auf Seite 68 einsetzen.

Üben Sie das gesamte *Grundprogramm* mit den unten aufgeführten Abweichungen, aber überanstrengen Sie sich nicht dabei. Wenn Sie jeden Tag eine Stunde lang üben, sollten Sie bereits nach wenigen Tagen Ergebnisse spüren. Um jedoch die größtmögliche Wirkung zu erzielen, müssen Sie die Übungen je nach Schwere Ihres Asthmas ein oder zwei Jahre lang durchführen.

AUS DEM GRUNDPROGRAMM

▷ Schwerpunkte: *Vorübungen, Dreieck, Kobra, Bogen, Schulterstand, Fisch, Vorwärtsdehnung, Kniebeugung in Rückenlage, Pranayama, Gefühlspflege*

AUS DEM KAPITEL BESCHWERDEN

▷ Zusätzlich: *Schmetterling* (S. 79)

NUTZEN DES YOGA

Die sanften Atemübungen in *Atmen und Dehnung* (S. 20-21) und *Joggen* (S. 22) machen das Atemsystem widerstandsfähiger und erhöhen die Energie. Die *Asanas* lösen die verspannte Brustmuskulatur, so daß Sie leichter atmen können und Energiestaus abgebaut werden. Die Umkehrübungen der *Asanas* helfen bei der Entfernung des Schleims aus der Lunge. *Meditation* (S. 40) beruhigt und führt zu Harmonie in Körper und Geist. Auch *Pranayama* (rechts) ist sehr wohltuend.

KINDER UND ASTHMA

Auch Kindern kann Yoga helfen. Für den Erfolg ist es aber wichtig, daß sie jeden Tag das *Grundprogramm* ausführen. Besonders für kleinere Kinder kann es schwer sein, die nötige Motivation dafür aufzubringen; üben Sie daher jeden Tag mit Ihrem Kind zusammen, und gestalten Sie das Programm so, daß es Spaß macht und Ihr Kind sich sicher fühlt. Wenn es einen Anfall hat, begleiten Sie es durch das *Atmen mit Stuhl* (S. 68).

PRANAYAMA UND ASTHMA

Pranayama (S. 38-39) wirkt tiefer als ein einfaches, mechanisches Training der Lungen. Die *Teilatmung* lehrt Sie, Ihr Lungenvolumen ganz zu nutzen, und die *Schnelle Bauchatmung* regt das Lungengewebe an, entspannt die Brustmuskulatur und gibt dem ganzen Organismus Energie. Die *Wechselatmung* hat beruhigende Wirkung, und zusammen mit der *Meditation* verschafft sie Ihnen Harmonie und Frieden.

ATMEN MIT STUHL

Sie können diese Übungen während eines Asthmaanfalls durchführen, am besten sofort zu Beginn. Mit ihrer Hilfe können Sie die Härte des Anfalls mildern und unter Umständen teilweise oder ganz auf Medikamente verzichten, die den Bronchospasmus lösen (S. 66). Zu Anfang dauern die Übungen etwa 30 bis 45 Minuten, später nur noch etwa 20 Minuten. Versuchen Sie, sich beim *Atmen mit Stuhl* auch innerlich zu beruhigen. VORSICHT! Gegenanzeigen: *Mondatmung* und *Vorwärts-rückwärts-Beugung bei Menstruation, Hypertonie oder grünem Star.*

1 Kopfsenken *Setzen Sie sich mit ausgestreckten Beinen auf eine Unterlage vor einen Stuhl. Ziehen Sie den Stuhl auf sich zu, und legen Sie Kopf und Arme auf den Sitz. Den ganzen Körper, vom Kopf bis zu den Zehen, anspannen und dann die Glieder einzeln entspannen. Legen Sie dann fünfmal den Kopf in den Nacken und beugen Sie ihn wieder vor. Weitere fünfmal wiederholen, doch diesmal atmen Sie, während Sie den Kopf zurücklegen, so tief und langsam wie möglich ein und atmen wieder aus, wenn Sie ihn vorneigen. Dann fünfmal wiederholen, dabei leise »AH« singen, während Sie den Kopf nach vorn beugen. Zum Schluß fünfmal wiederholen und dabei »MM« summen.*

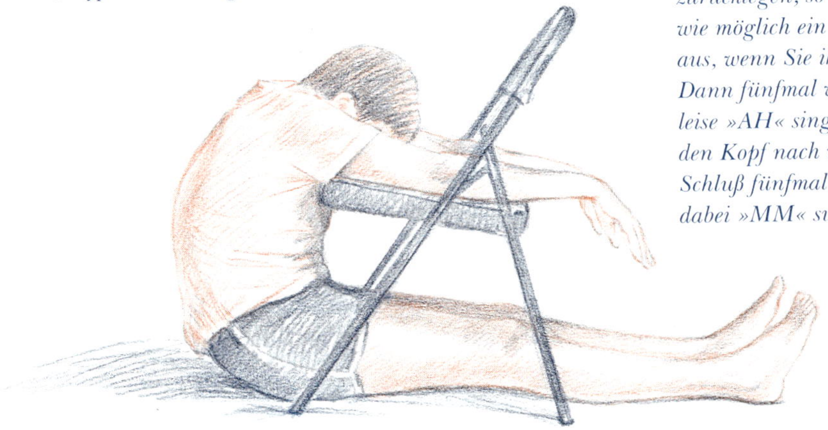

2 Mondatmung *Gehen Sie in den Fersensitz, achten Sie darauf, daß die Wirbelsäule gerade ist. Bewegen Sie den Kopf fünfmal vor und zurück. Weitere fünfmal wiederholen, diesmal einatmen, wenn Sie den Kopf in den Nacken legen, und ausatmen, wenn Sie den Kopf nach vorn neigen. Dann mit der linken Hand hinter dem Rücken das rechte Handgelenk umfassen. Beim Einatmen den Kopf zurücknehmen und die Nackenmuskeln entspannen, beim Ausatmen nach vorn neigen, bis der Kopf vor den Knien auf dem Boden ruht. Wenn das zu schwer ist, legen Sie den Kopf auf die Knie oder auf ein Kissen. Fünfmal wiederholen. Weitere fünfmal wiederholen, dabei »MM« summen, während Sie sich nach vorn beugen.*

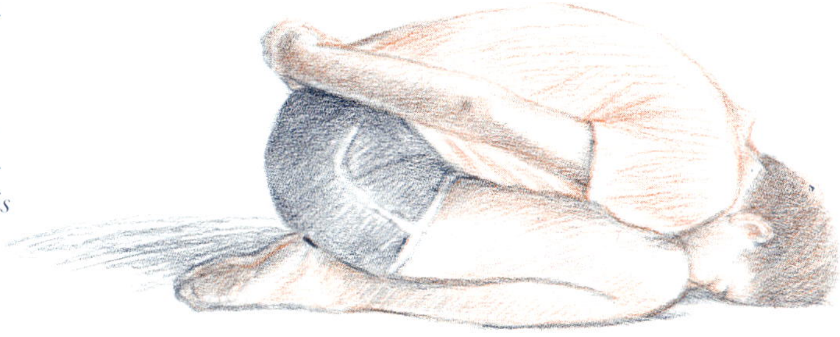

3 Nackendehnung *Stellen Sie sich gerade hin, mit geschlossenen Füßen, die Arme hängen an den Seiten herunter. Lassen Sie den Kopf nach vorn fallen, dann heben Sie ihn und lassen ihn zurückfallen. Fünfmal wiederholen. Weitere fünfmal wiederholen, dabei ausatmen, wenn Sie den Kopf nach vorn beugen und einatmen, wenn Sie ihn zurücknehmen. Bei den nächsten fünfmal »MM« summen, während Sie den Kopf nach vorn beugen. Wenn Sie Probleme mit dem Nacken haben, legen Sie den Kopf nicht zu weit zurück, und überdehnen Sie die Muskeln nicht.*

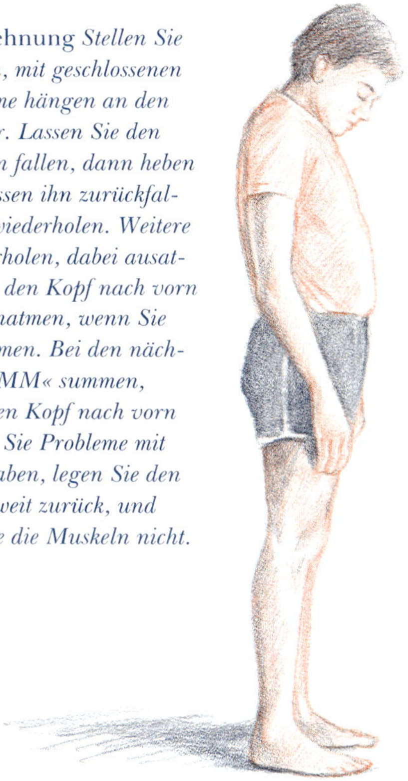

4 Vorwärts-rückwärts-Dehnung *Langsam die Arme nach oben und nach hinten strecken, dabei die Wirbelsäule durchbiegen und den Kopf in den Nacken legen. Wieder aufrichten und nach vorn beugen, dabei die Hände so nah zum Boden bringen, wie es Ihnen bequem möglich ist. Fünfmal wiederholen. Weitere fünfmal wiederholen. Dabei beim Aufrichten einatmen und beim Herabbeugen ausatmen. Dann fünfmal vorbeugen und dabei »MM« summen. Achten Sie darauf, daß Sie sich nicht durch zu große Geschwindigkeit oder hastige Bewegungen die Rückenmuskeln zerren.*

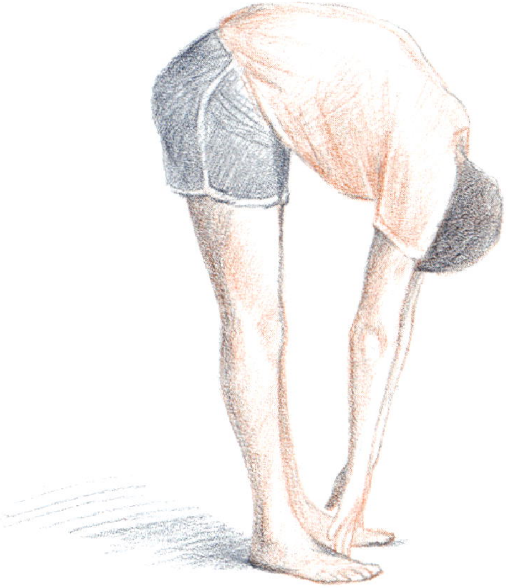

5 Tiefenentspannung *Legen Sie sich in der Totenlage auf den Boden, und entspannen Sie sich (S. 37). Die ersten fünf Atemzüge lang nehmen Sie einfach die Bewegung Ihres Bauches wahr. Bei den nächsten fünf Atemzügen konzentrieren Sie sich darauf, wie Ihr Bauch sich beim Einatmen ausdehnt und wie er beim Ausatmen zusammenfällt. Dann spüren Sie fünf Atemzüge lang beim Einatmen, wie die Luft in den Bauch zieht, beim Ausatmen singen Sie »AH«. Zum Schluß bleiben Sie eine Weile völlig entspannt liegen und stehen dann langsam auf.*

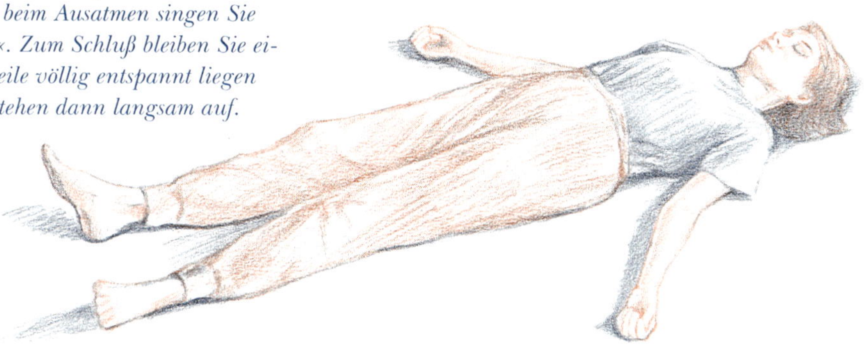

Erkältung und Nasennebenhöhlenentzündung

Erkältungen entstehen durch Virusinfektionen. Die meisten von uns erkälten sich mindestens einmal im Jahr, und trotz aller Forschung gibt es noch kein wirksames Medikament dagegen. Medikamente mildern zwar die Symptome, beschleunigen aber normalerweise weder den Genesungsprozeß, noch unterstützen sie die natürlichen Heilkräfte.

Bei der Nasennebenhöhlenentzündung wird der Schleim, der durch die Erkältung entsteht, von Bakterien infiziert, die sich in die Nebenhöhlen hinein ausbreiten. Dabei entzünden sich die Schleimhäute, und die Nebenhöhlen füllen sich mit Schleim und Eiter. Das führt zu Kopfschmerzen und dem Verlust des Geruchssinnes. Da die Nebenhöhlen mit den Nasengängen verbunden sind, werden Nebenhöhlenentzündungen häufig durch Erkältungen ausgelöst, sie können aber auch durch allergische Reaktionen verursacht sein, durch Streß und Spannungen werden sie verstärkt.

Bei beiden Krankheiten kann Yoga sowohl die Häufigkeit verringern als auch die Heftigkeit mildern. Das *Grundprogramm* mit den unten angegebenen Abweichungen stärkt das Immunsystem. *Teilatmung* und *Schnelle Bauchatmung* (S. 38-39) steigern die Widerstandskraft der Atemwege, und *Nasenspülung* (S. 65) sowie *Verstärkte Wechselatmung* (unten) machen die Nebenhöhlen widerstandsfähiger. Bei Fieber sollten Sie alle *Vorübungen*, alle *Asanas* und die *Schnelle Bauchatmung* auslassen und im Bett liegend oder sitzend *Pranayama* (S. 38-39), *Tiefenentspannung* (S. 37) und *Yoga Nidra* (S. 59) ausführen.

AUS DEM GRUNDPROGRAMM

▷ Schwerpunkte: *Atmen und Dehnen, Joggen, Pranayama*

AUS DEM KAPITEL BESCHWERDEN

▷ Zusätzlich: *Verstärkte Wechselatmung* (unten)

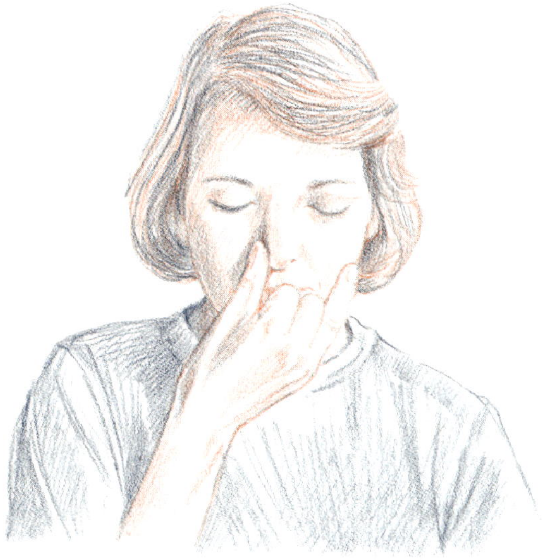

Verstärkte Wechselatmung *Diese Übung verbindet die* Wechselatmung *und die* Schnelle Bauchatmung *(S. 39). Atmen Sie abwechselnd durch das rechte und das linke Nasenloch aus, halten Sie dabei die Hand wie bei der* Wechselatmung. *Atmen Sie aber durch beide Nasenlöcher gleichzeitig ein, und atmen Sie kurz und heftig mit Hilfe der Bauchmuskeln aus – wie bei der* Schnellen Bauchatmung. *Mehrmals wiederholen, dabei darauf achten, daß durch das starke Ausatmen die Ohren nicht zu sehr beansprucht werden. Führen Sie die Übung mit den anderen* Pranayama-*Übungen aus.*

VORSICHT! Gegenanzeigen: *Menstruation und Hypertonie oder Epilepsie.*

Chronische Lungenkrankheiten

Der menschliche Körper enthält Gebilde, die man zu den sieben Weltwundern zählen würde, wenn sie von Menschenhand geschaffen wären. Am eindrucksvollsten sind vielleicht die Lungen: Ihr Aufbau macht es möglich, daß zwischen unseren Rippen eine Fläche von der Größe eines Tennisplatzes untergebracht ist.

Die Luftröhre teilt sich in den rechten und linken Stammbronchus, die sich beide immer weiter verzweigen, bis die feinen Gänge schließlich in Trauben winziger, kugelförmiger Luftsäckchen, den Alveolen, enden. Sie fördern durch ihre Größe die Zirkulation der Gase und den Austausch von Sauerstoff und Kohlendioxyd. Der Durchmesser der Luftkanäle wird durch Muskeln reguliert, so daß die richtige Luftmenge in die Lungen gelangt. Die Zusammenarbeit dieser und noch anderer Mechanismen bewirkt, daß die Lunge den Körper mit genau soviel Sauerstoff versorgt, wie wir für unsere jeweilige Tätigkeit brauchen.

Wir nehmen diese Wunder der Natur oft als gegeben hin und vergessen, daß sie nicht ersetzbar sind. Wir schädigen unseren Körper und seine Organe, bis weder unsere natürlichen Heilkräfte noch ärztliche Kunst mehr helfen können. Zwar haben wir einige Ursachen für dauerhafte Schäden wie Infektionen und Unfälle nicht unmittelbar unter Kontrolle, für andere, wie Rauchen und die allgemeine Schwächung des Immunsystems durch ungesunde Lebensweise und Ernährung, sind wir aber durchaus verantwortlich.

Chronische Bronchitis und Emphysem sind zwei Lungenkrankheiten, die oft durch Rauchen verursacht werden. Tabakrauch und Teer reizen und schädigen die Bronchienschleimhaut und führen so zu Raucherhusten, Schleim in den Lungen und pfeifendem Atem. Nach einigen Jahren sind die Alveolen chronisch überdehnt, die aktive Oberfläche wird dadurch verkleinert und der Luftstrom durch die Lungen behindert. So entsteht ein Emphysem, eine Krankheit, die bei Anstrengung starke Atembeschwerden hervorruft.

Weitere chronische Lungenerkrankungen sind Störungen des Immunsystems, wie Sarkoidose, allergische Entzündungen der Alveolen und Berufskrankheiten, die durch die Einwirkung schädlicher oder giftiger Substanzen entstehen. Manche Infektionen der Lunge wie Tuberkulose und Pilzinfektionen können zu Lungenabszessen und Erweiterung der Bronchien führen, wenn sie nicht schnell behandelt werden.

Yoga kann eine geschädigte Lunge nicht wiederherstellen, aber er kann Ihnen bei der Bewältigung der Krankheiten helfen und die Wirkung von operativen, medikamentösen und physiotherapeutischen Behandlungen unterstützen. Die Atemtechniken und die *Asanas* lehren Sie, alle Teile der Lunge mit Sauerstoff zu versorgen, blokkierte Luftkanäle wieder zu öffnen und partiell kollabierte Lungen wieder auszudehnen. Außerdem fördern sie den Abfluß der Sekrete, verbessern ganz allgemein Gesundheit und Leistungsfähigkeit, und Ihr gestärktes Immunsystem wird schneller mit Infektionen fertig.

Dazu kommt, daß Sie mit Hilfe der Yogatechniken lernen, sich selbst zu beherrschen, und Yoga Ihnen daher helfen kann, das Rauchen aufzugeben, was bei Krankheiten wie chronischer Bronchitis oder Emphysem lebensnotwendig ist.

AUS DEM GRUNDPROGRAMM

▷ Schwerpunkt: *Pranayama*

▷ Gegenanzeigen: *Lockerungsübungen*

Verdauung

Das Verdauungssystem versorgt den Körper mit dem Material, welches er zur Gesunderhaltung und zum Wachstum braucht. Geschmacks- und Geruchssinn helfen bei der Auswahl nahrhafter und bekömmlicher Nahrung, Kauvorgang und chemische Prozesse wandeln die Speisen so um, daß der Körper sie aufnehmen kann. Die Nährstoffe gelangen in die Blutbahn und von dort in die Zellen, während Ballast- und Abfallstoffe ausgeschieden werden. Der größte Teil dieser Vorgänge entzieht sich unserer bewußten Kontrolle.

Natürlicherweise ruht der Körper nach dem Essen, so daß dem Verdauungstrakt viel Blut zur Verfügung steht, das nur in Notfällen in die Muskeln und in beanspruchte Organe geschickt wird. Wenn Sie ständigem Streß ausgesetzt sind und ein unregelmäßiges Leben führen, kann Ihr Körper verlernen, sich zu entspannen, und die natürlichen Rhythmen und der Energiefluß werden gestört. Häufig entstehen dadurch Verdauungsstörungen. Yoga kann sie lindern oder sogar beheben, weil er Streß abbaut und die Energien ausgleicht. Außerdem zeigt er Ihnen den Weg zu einer vernünftigen Ernährung, welche die Grundlage eines gesunden Verdauungssystems ist.

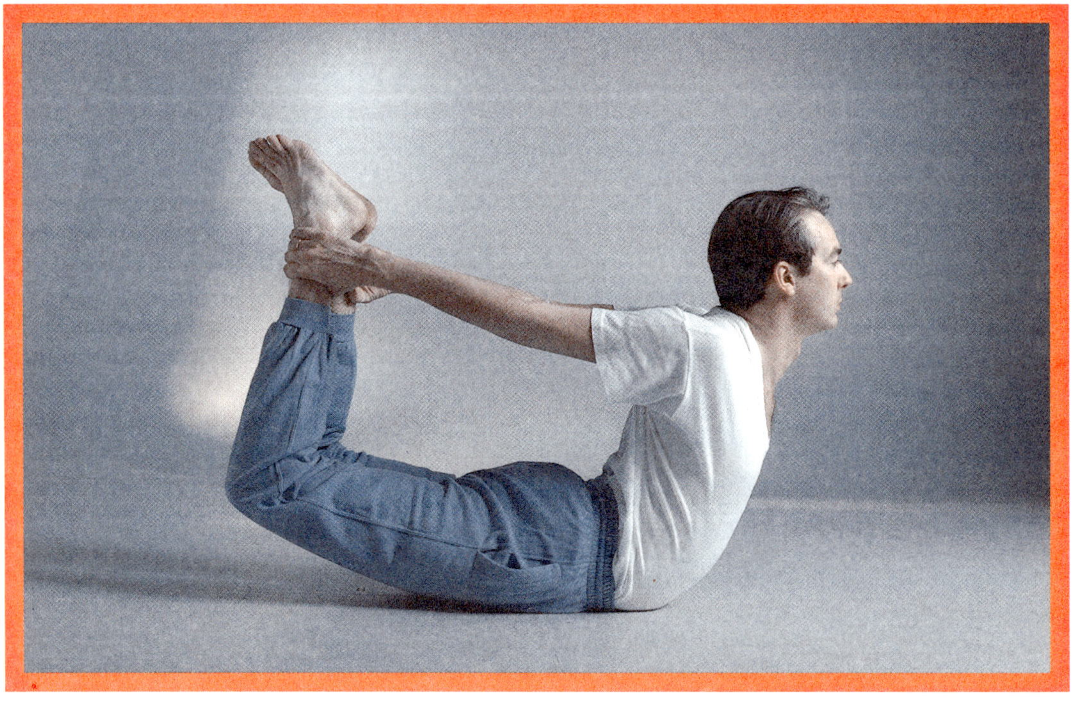

DER BOGEN

Durchfall

Der gesunde Organismus folgt bei den Ausscheidungsvorgängen einem natürlichen Rhythmus. Der Kot ist lang und fest, aber nicht hart. Beim Durchfall kann er flüssig werden, und die Darmtätigkeit ist beschleunigt. Ursachen gibt es viele, von ernsten Krankheiten bis hin zum Verzehr von abführenden Speisen. Häufiger oder auch ständiger Durchfall hängt oft mit Streß zusammen und kann durch Yoga geheilt werden.

Reizkolon

Die Darmbewegungen werden vom vegetativen Nervensystem gesteuert, welches vom Hypothalamus im Gehirn abhängig ist. Folglich kann die Darmtätigkeit vom Gemütszustand abhängen, und viele Darmstörungen werden durch Streß verursacht. Wenn solche Störungen chronisch werden, bezeichnet man sie als Reizkolon oder ganz allgemein als Magen-Darm-Störungen. Sie können sich in ständigem Durchfall, chronischer Verstopfung oder einem ständigen Wechsel von beiden äußern.

Wahrscheinlich werden diese Störungen durch verschiedene Faktoren ausgelöst: Nicht genug Zeit für die Toilette, Bewegungsmangel, unregelmäßiges Essen, industriell verarbeitete Nahrung, Nahrungsmittelzusätze und Phobien. Ärzte empfehlen normalerweise eine Kombination aus Diät und Bewegung, die aber häufig nicht hilft, weil der eigentliche Grund der Störungen nicht angegangen wird. Aus der Sichtweise des Yoga sind Verdauungsprobleme Störungen im Fluß des *Prana*, der Lebensenergie (S. 10-11). *Prana* hat drei Formen, eine aufwärtsfließende (*Udana*), eine abwärtsfließende (*Apana*) und eine ausgleichende Bewegung um den Nabel herum (*Samana*). Durchfall entsteht durch zuviel *Apana*, und wenn Durchfall und Verstopfung sich abwechseln, ist *Samana* gestört.

Normalerweise bringt Yoga schon nach wenigen Wochen Erleichterung. Verändern Sie das *Grundprogramm* nach den Anweisungen unten, und üben Sie möglichst 30 Minuten pro Tag. Die Umkehrstellungen hemmen im allgemeinen den Fluß des *Apana* und wirken sich günstig auf Durchfall aus, während die Tiefenentspannung in *Pranayama* (S. 38-39) zur Stabilisierung des *Samana* (S. 75) beiträgt. Tiefenentspannung (S. 37), *Pranayama* und *Meditation* (S. 40) harmonisieren auch den Energiefluß und verringern Angst und Nervosität, die oft mit Durchfall einhergehen.

Die Ernährung sollte zuerst reizarm sein, aber sobald der Durchfall nachläßt, viele Faserstoffe, frisches Obst und Gemüse enthalten. Versuchen Sie, die Mahlzeiten regelmäßig und entspannt einzunehmen (S. 42-43).

Colitis ulcerosa

Colitis ulcerosa ist eine Krankheit des Dickdarms, die zu Geschwüren in der Darmwand führt. Symptome sind blutiger, schleimiger Durchfall und Schmerzen. Sie entsteht durch eine Veränderung der Immunabwehr der Darmwand und muß behandelt werden, da sie zu schweren Blutungen, Dickdarmlähmung, Brüchen und Krebs führen kann. Konsultieren Sie daher bei Verdacht auf Colitis ulcerosa Ihren Arzt.

Auch diese Krankheit ist ein psychosomatisches, oft streßbedingtes Leiden, doch auch Nahrungsmittelallergien können beteiligt sein. Die Therapie ist die gleiche wie für Verdauungsstörungen (siehe unten), Sie sollten aber auch herausfinden, ob Sie gegen Nahrungsmittel allergisch sind, und regelmäßig Ihren Arzt aufsuchen.

Aus dem Grundprogramm

▷ Schwerpunkte: *Halber Schulterstand, Entspannung, Pranayama, Meditation, Gefühlspflege*

Übersäuerung

Bei jedem Essen produziert der Magen den sehr sauren Magensaft, der zur Verdauung notwendig ist. Die Bildung dieses Sekrets wird durch den Vagus, den Hauptnerv des parasympathischen Nervensystems, ausgelöst, und Streß oder starke Gefühle führen leicht zu einer übermäßigen Bildung. Dadurch entsteht im Magen Übersäuerung, und der Magensaft greift die Magenwand an.

Zum Schutz gegen den sauren Magensaft ist der Magen mit Schleim ausgekleidet, der von der inneren Magenwand abgesondert wird. Die Gesundheit des Magens hängt vom Gleichgewicht dreier Faktoren ab: der Durchblutung der Magenwand, der Menge der Säure und der Menge und Qualität der Schleimschicht.

Durch Streß wird dieses Gleichgewicht gestört. Der Vagusnerv wird überreizt, so daß zuviel Säure gebildet wird, und die Durchblutung der Magenwand wird verschlechtert. Damit ändert sich die Qualität des Schleims, und der Magen ist nicht mehr richtig gegen die Säure geschützt. Geschwüre in der Magenwand können schließlich die Folge sein.

Besonders anfällig für Übersäuerung und Geschwüre sind Menschen, die eine sitzende Tätigkeit ausüben und sich wenig bewegen, unregelmäßig essen und unter Zeitdruck arbeiten.

Die ganzheitliche Therapiemethode des Yoga beruhigt die Nerven, sorgt dafür, daß der Magen weniger gereizt wird, und verbessert die Durchblutung der Magenwand. Während das gesunde Gleichgewicht wieder hergestellt wird, klingen die Entzündungen ab, und die Geschwüre heilen auf natürlichem Wege.

AUS DEM GRUNDPROGRAMM

▷ Schwerpunkte: *Lockerungsübungen, Sonnengruß, Asanas im Stehen, Wechselatmung, Gefühlspflege, Ernährung*

▷ Gegenanzeige: *Asanas im Sitzen*

AUS DEM KAPITEL BESCHWERDEN

▷ Zusätzlich: *Bauchverschluß* (unten)

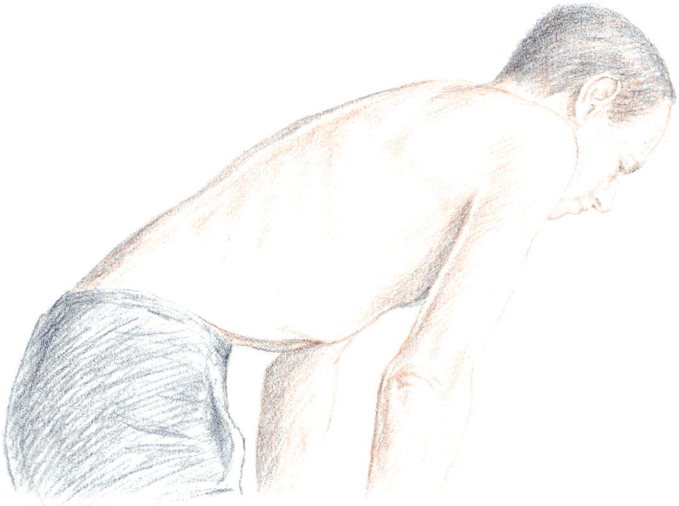

Bauchverschluß *Beugen Sie sich nach vorn, atmen Sie durch den Mund vollständig aus, und halten Sie die Luft an. Dehnen Sie den Brustkorb aus, wie bei der Einatmung, und ziehen Sie den Bauch ein, so daß sich ein Loch bildet. Die Bauchmuskeln bleiben dabei entspannt. Das ist zuerst vielleicht schwer, gelingt aber bei täglicher Übung bald. So lange halten, bis Sie wieder Luft brauchen, dann loslassen und langsam einatmen. Nach der* Entspannung *durchführen.*

VORSICHT! Gegenanzeigen: *Menstruation oder Schwangerschaft, akute Entzündungen oder Blutungen der Bauchorgane, Hypertonie und Herzleiden.*

Hämorrhoiden

Yoga beugt Hämorrhoiden vor, indem er die Durchblutung am After verbessert und Verstopfungen beseitigt. Hämorrhoiden entstehen durch Erweiterung der Venen um den After herum. Bei chronischer Verstopfung zum Beispiel wird das Blut in den Venen gestaut, und Hämorrhoiden können die Folge sein.

Gelegentlich sind Hämorrhoiden Anzeichen für eine Lebererkrankung, konsultieren Sie daher Ihren Arzt, bevor Sie mit Yoga beginnen. Wenn die Leber in Ordnung ist, können Sie Hämorrhoiden durch Beseitigung der Verstopfung und Verbesserung der Durchblutung behandeln. Verbinden Sie die Übungen hier mit denen im Abschnitt *Verstopfung* (unten).

Um den Abfluß des Blutes zu verbessern, üben Sie dreimal täglich zehn Minuten lang den *Halben Schulterstand* (S. 31). Atmen Sie dabei mit dem Bauch, und ziehen Sie bei jeder Ausatmung den Schließmuskel zusammen.

Yoga kann Hämorrhoiden nicht heilen, sie müssen operativ entfernt werden. In leichteren Fällen schützt er aber vor Verschlimmerung und beseitigt die unangenehmen Symptome, und nach einer Operation verhütet er Rückfälle.

AUS DEM GRUNDPROGRAMM

▷ Schwerpunkt: *Halber Schulterstand*

▷ Gegenanzeige: *Joggen*

AUS DEM KAPITEL BESCHWERDEN

▷ Zusätzlich: *Bauchverschluß* (S. 74), *Bauchpumpe* (S. 76)

Verstopfung

Aus der Sichtweite des Yoga sind Verdauungsstörungen Zeichen für einen gestörten Fluß des *Prana*, der Lebensenergie. *Prana* fließt aufwärts als *Udana*, abwärts als *Apana* und als ausgleichende Kraft um den Nabel herum, genannt *Samana*. Verstopfung ist ein Mangel an *Apana*, der durch *Asanas im Stehen* (S. 27-28) behoben werden kann. Störungen des *Samana* verursachen unregelmäßige Darmtätigkeit und können durch die Tiefenentspannung des *Pranayama* geheilt werden (S. 38-39).

Die Verstopfung ist eine Form der Verdauungsstörung, bei der die Darmtätigkeit verlangsamt ist. Ergebnis sind harter, schwer beweglicher Kot und seltener Stuhlgang. Nahrung mit hohem Ballaststoffgehalt, darunter rohes Gemüse und Obst, regelmäßige Bewegung und genug Zeit für die Entspannung auf der Toilette sind bei der Beseitigung von Verstopfung hilfreich.

Nehmen Sie sich jeden Tag zu einer festgesetzten Stunde 20 Minuten Zeit. Trinken Sie zuerst zwei Gläser lauwarmes Wasser, und machen Sie dann im *Halben Schulterstand* (S. 31) die *Schnelle Bauchatmung* (S. 39). Machen Sie dreimal jeweils bis zu 40 Atemzüge, zwischendurch ausruhen. Machen Sie dann die Übungen *Embryo* (S. 23) und *Joggen* (S. 22). Zum Schluß setzen Sie sich auf die Toilette und entspannen sich.

AUS DEM GRUNDPROGRAMM

▷ Schwerpunkte: *Lockerungsübungen*, *Halber Schulterstand*, *Schnelle Bauchatmung*, *Ernährung*

DIABETES

Damit der Körper funktionieren kann, müssen die Zellen regelmäßig mit Glukose versorgt werden. Dafür ist der Glukosespiegel im Blut wichtig. Wenn er zu niedrig ist, bekommen die Zellen nicht genug Nahrung, aber wenn er über längere Zeit zu hoch ist, können Infektionen, Muskelschwund, Herzinfarkt, Schlaganfall, Blindheit oder Nierenschäden die Folge sein. Der Glukosespiegel wird durch Hormone reguliert. Insulin baut ihn ab, und Glukagon und Streßhormone setzen Zucker aus den Vorräten des Körpers frei. Zum Diabetes mellitus kommt es bei unzureichender Insulinproduktion und zu hohen Glukosewerten im Blut.

Man unterscheidet beim Diabetes mellitus die insulinabhängige und die insulinunabhängige Form. Die erste ist Folge zu geringer Insulinproduktion der Bauchspeicheldrüse. Die zweite, häufigere Form, auch Alters- oder Erwachsenendiabetes genannt, tritt normalerweise nach dem 40. Lebensjahr auf. Viele Faktoren, darunter Übergewicht, Vererbung, Bewegungsmangel, Autoimmunreaktionen und Streß, können dazu beitragen.

Yoga kann die konventionelle Diabetesbehandlung wirkungsvoll unterstützen. Er erleichtert Diät und Abnehmen, und die Übungen sorgen für sinnvolle Bewegung. Außerdem senkt er den Streßhormonspiegel, verbessert die Pankreasfunktion und normalisiert das Immunsystem. Bei Altersdiabetes kann Yoga Insulin oder Medikamente überflüssig machen, und bei dem insulinabhängigen Diabetes kann er die notwendige Insulindosis reduzieren oder stabilisieren.

AUS DEM GRUNDPROGRAMM
▷ Schwerpunkte: *Bogen, Drehsitz, Entspannung, Pranayama, Meditation. Gefühlspflege*
AUS DEM KAPITEL BESCHWERDEN
▷ Zusätzlich: *Bauchverschluß* (S. 74), *Bauchpumpe* (unten)

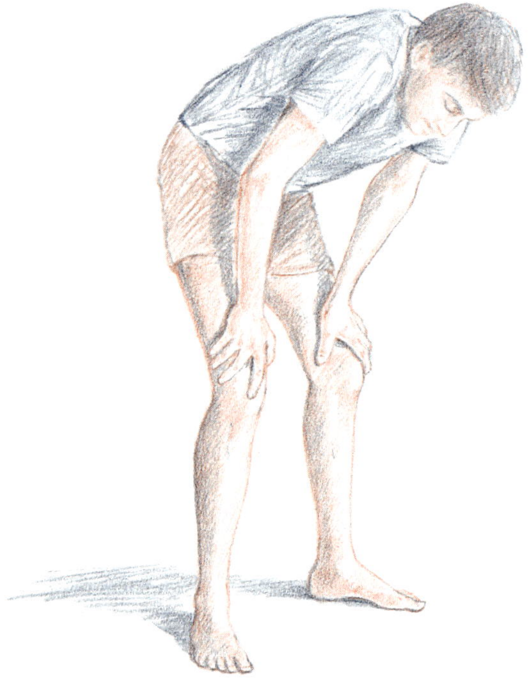

Bauchpumpe *Beugen Sie sich nach vorn und atmen Sie vollständig durch den Mund aus. Halten Sie die Luft an, und ziehen Sie den Bauch zur Brust hoch. Entspannen Sie dann, mit leeren Lungen, die Muskeln, so daß der Bauch hervortritt. Ziehen Sie den Bauch ein, und lassen Sie ihn hervortreten, immer wieder, bis Sie atmen müssen. Dreimal wiederholen. Einfügen nach* Entspannung *und* Bauchverschluß.

VORSICHT! Gegenanzeigen: *Menstruation oder Schwangerschaft, akute Blutungen oder Entzündungen der Bauchorgane, nach Operationen, bei Hypertonie oder Herzleiden.*

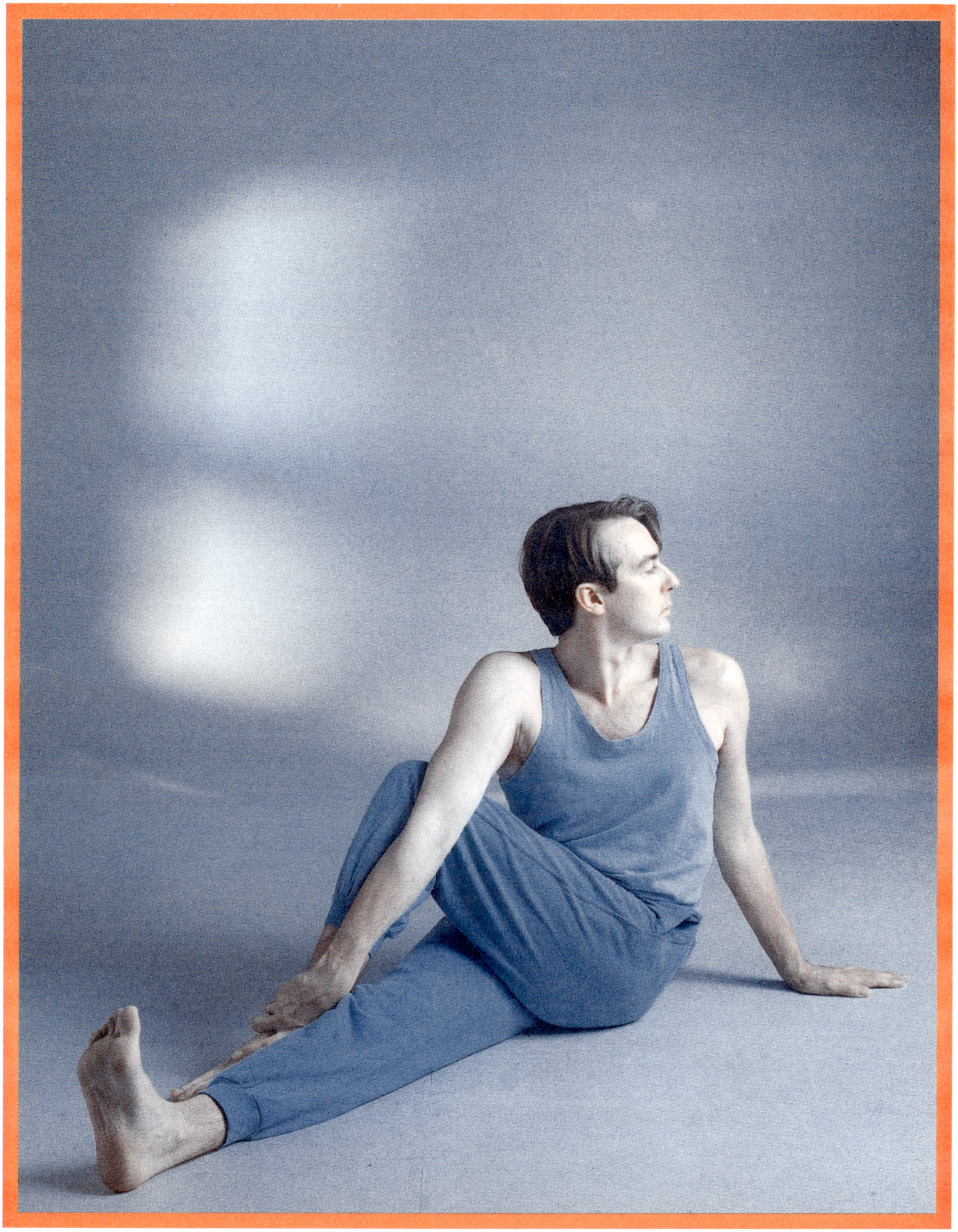

DER DREHSITZ

Sexualität

Durch Fortpflanzung entsteht neues Leben, und die damit verbundenen Erlebnisse können zu den tiefsten und beglückendsten Momenten im Leben gehören. So wie der Prozeß der Fortpflanzung unser ganzes Leben beeinflussen kann, können unsere Lebensweise und unsere Einstellungen sich auch auf die Fortpflanzung auswirken. Schwierigkeiten im Bereich der Sexualität oder der Fortpflanzung haben oft starke psychosomatische Anteile. Furcht, Widerwille und mit dem Geschlechtsakt verbundene Schuldgefühle können bei beiden Geschlechtern zu Problemen führen. Möglicherweise bestehende physische Probleme können durch die geistige Einstellung noch verstärkt werden. Die Bewußtmachung solcher Faktoren kann bei der Bewältigung der Beschwerden helfen.

Yoga heilt ganzheitlich, indem er die geistigen und seelischen Probleme ebenso angeht wie die physischen Störungen. Er beruhigt die Gedanken, gleicht negative Gefühle aus, fördert die Aufmerksamkeit den eigenen inneren Bedürfnissen gegenüber und läßt uns besser mit ihnen umgehen. Auf der physischen Ebene gibt er dem Körper die Möglichkeit, sich selbst zu heilen.

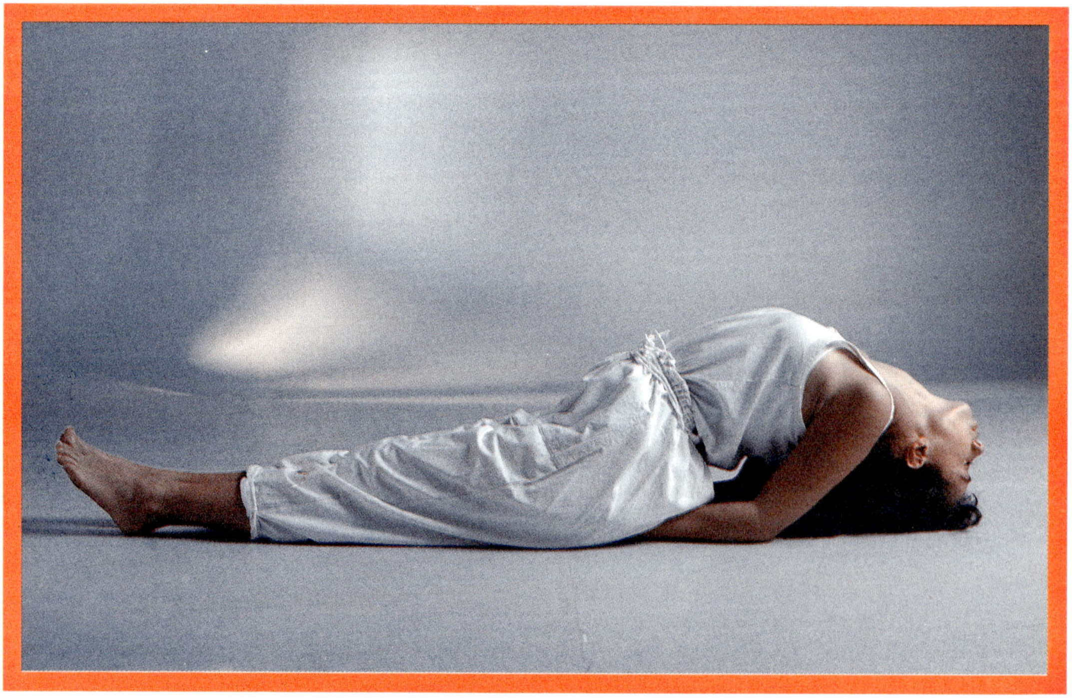

DER FISCH

Prämenstruelles Syndrom

Viele Frauen machen vor der Periode unerklärliche Stimmungsschwankungen durch. Dieses sogenannte prämenstruelle Syndrom hängt mit der Hormonproduktion während des Zyklus zusammen. Durch Streß wird es verstärkt, weil dieser die Hormonproduktion beeinflußt. Das prämenstruelle Syndrom äußert sich in Depressionen, Angst oder Nervosität, und diese Gefühle können so stark sein, daß sie zu Spannungen in der Partnerschaft oder am Arbeitsplatz führen und sogar Selbstmordabsichten auslösen können. Im Yoga werden Stimmungsschwankungen als Zeichen für einen zerstreuten Geist interpretiert. Danach wird überschüssige Energie freigesetzt und unkontrolliert verschwendet, so daß Erschöpfung und andere Symptome die Folge sind.

Führen Sie zur Steuerung dieser Energie während des ganzen Monats das *Grundprogramm* durch. In der letzten Woche des Zyklus machen Sie außerdem dreimal täglich 15 Minuten lang die Tiefenentspannung (S. 37). Wenn Ihre Brüste schmerzen, legen Sie den Schwerpunkt auf das *Kamel* (S. 33), aber lassen den *Pflug* (S. 32) und den *Schulterstand* (S. 31) fort. Bei Kopfschmerzen sollten Sie das *Nackenrollen* (S. 83) ausprobieren, aber den *Bogen* (S. 30) und den *Mond* (S. 33) fortlassen.

In der Menopause treten ähnliche Symptome auf wie beim prämenstruellen Syndrom, hinzu kommen Hitzewellen, Schweißausbrüche, Schlaflosigkeit und Muskelschmerzen. *Entspannung* und *Meditation* können hier sehr hilfreich sein. Mit den *Lockerungsübungen* sollten Sie jedoch erst nach etwa einem Monat Yoga beginnen, und zwar ganz allmählich, da ungewohnte, heftige Bewegungen in diesem Alter zu Gebärmutterblutungen führen können.

AUS DEM GRUNDPROGRAMM

▷ Schwerpunkte: *Dreieck, Bogen, Halber Schulterstand, Asanas im Sitzen, Entspannung, Pranayama, Meditation, Gefühlspflege*

AUS DEM KAPITEL BESCHWERDEN

▷ Zusätzlich: *Schmetterling* (unten)

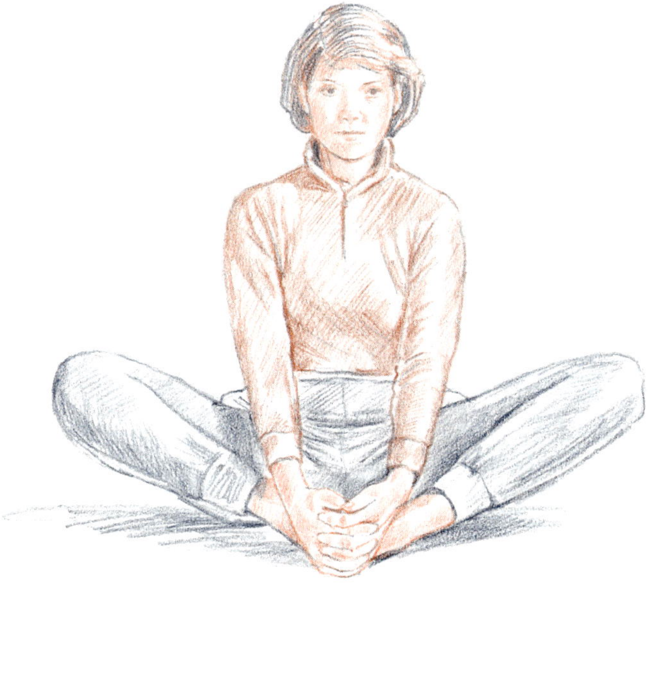

Schmetterling *Setzen Sie sich aufrecht auf den Boden, legen Sie die Fußsohlen gegeneinander, und ziehen Sie die Fersen dicht an den Körper. Umfassen Sie die Füße, und bewegen Sie die Knie leicht auf und ab. Dann lehnen Sie sich langsam nach vorn, der Rücken bleibt dabei gerade, und die Bewegung geschieht aus dem unteren Teil der Wirbelsäule heraus. Bleiben Sie zwei Minuten lang so, und spüren Sie dabei der Dehnung auf der Innenseite der Beine nach. Entspannen Sie sich bei jedem Ausatmen weiter nach vorn, und halten Sie beim Einatmen die Stellung. Die Übung nach dem* Drehsitz *ausführen.*

Menstruationsbeschwerden

Die Menstruation, auch Monatsblutung, Periode, Regel oder die Tage genannt, ist ein Teil der Vorbereitung des weiblichen Körpers auf Empfängnis und Schwangerschaft. In Zeitabständen von etwa einem Monat macht die Gebärmutter einen Kreislauf von Wachstum, Reinigung und Regeneration durch. Während der Reinigungsphase wird die alte Gebärmutterschleimhaut ausgeschieden, und das führt zur monatlichen Blutung.

Der Menstruationszyklus wird durch Hormone gesteuert. Auslösende Funktion hat dabei der Hypothalamus, ein Bereich im Gehirn. Während des Zyklus verändert sich der Hormonspiegel, dabei ist für das Geschehen im Körper das Verhältnis der Sexualhormone zueinander entscheidend. Wenn Sie gesund und fit und seelisch ausgeglichen sind, ist auch der Hormonhaushalt ausgeglichen. Emotionale Probleme und Streß aber können das Zusammenspiel der Hormone stören und so Menstruationsbeschwerden verursachen.

Die meisten Frauen haben irgendwann im Leben schmerzhafte Perioden, und leichte Schmerzen und Unbehagen sind normal. Vor allem jüngere Frauen haben manchmal heftige Beschwerden, die sich in sehr starken Krampfschmerzen und Brechen äußern können. Für die Schmerzen kann es verschiedene Ursachen geben, etwa hormonale Unregelmäßigkeiten, die Lage der Gebärmutter oder eine Gebärmutterhalsverengung. Streß und unterdrückte Gefühle können die Krämpfe noch verschlimmern. Die Schmerzen können auch andere Ursachen haben, konsultieren Sie daher in jedem Fall einen Arzt. Yoga hilft gegen die Schmerzen, indem er den Streß abbaut und den Hormonspiegel normalisiert.

Heftige, häufige und unregelmäßige Perioden werden üblicherweise mit Hormonen behandelt. Dabei können unangenehme Nebenwirkungen auftreten. Wenn die Behandlung keinen Erfolg hat, wird mitunter eine Hysterektomie (Entfernung der Gebärmutter) vorgenommen. Yoga hat viele Frauen vor diesen beiden Alternativen bewahrt, indem er für die Wiederherstellung des Hormonhaushaltes sorgte.

Das Ausbleiben der Menstruation kann physische Ursachen haben, oft aber sind starke Ängste, Streß oder plötzlicher Ortswechsel der Grund. Diese Faktoren können nämlich auf den Hypothalamus wirken, der direkt mit dem Gefühlszentrum in der Großhirnrinde verbunden ist, und den Zyklus blockieren. Auch große körperliche Anstrengungen (Leistungssport) oder das Körpergewicht können bei dieser Störung eine Rolle spielen.

Yoga hilft bei der Befreiung unterdrückter Gefühle und baut Ängste und Streß ab. *Asanas* wie der *Schmetterling* (S. 79) verbessern die Durchblutung des Beckens und geben dem Gehirn Anweisung, den Zyklus wieder von vorn beginnen zu lassen. Durch Yoga wird der allgemeine Gesundheitszustand verbessert, das Gewicht reguliert sich, und die Tiefenentspannung verschafft Wohlbefinden.

Führen Sie das *Grundprogramm* mit den unten angegebenen Änderungen durch, aber nicht während der Periode. Während der Periode sind hilfreich: *Entspannung* (S. 37), *Wechselatmung* (S. 39), *Atmen mit eingerollter Zunge* (S. 39), *Atmen mit Ton* (S. 39), *Meditation* (S. 40) und *Gefühlspflege* (S. 41).

AUS DEM GRUNDPROGRAMM

▷ Schwerpunkt: *Hand-Fuß-Stellung, Dreieck, Mond, Vorwärtsdehnung, Tiefenentspannung, Pranayama, Meditation, Gefühlspflege*

AUS DEM KAPITEL BESCHWERDEN

▷ Zusätzlich: *Schmetterling* (S. 79)

Störungen der Sexualfunktionen beim Mann

Die Geschlechtsorgane des Mannes dienen sowohl dem Liebesakt und der Befruchtung als auch der Harnausscheidung. In beiden Funktionsbereichen können psychosomatische, streßbedingte und altersbedingte Störungen auftreten.

Streß ist eine der Hauptursachen für sexuelle Probleme. Er beeinträchtigt die Zärtlichkeit und das Einfühlungsvermögen und stört die Harmonie zwischen den Partnern und damit auch die sexuelle Beziehung. Oft ist er auch der Grund für frühzeitigen Samenerguß oder Impotenz.

Yoga baut den Streß ab, regt den Körper an und harmonisiert den Energiefluß. *Meditation* und *Gefühlspflege* verbessern das Verständnis der Partner füreinander und damit auch die Beziehung.

Gegen frühzeitigen Samenerguß führen Sie vor dem Zubettgehen die Übungen *Atmen und Dehnen* (S. 20-21) aus. Versuchen Sie, während des Liebesaktes mit dem Bauch zu atmen, um sich zu entspannen. Gegen Impotenz und das Nachlassen der sexuellen Kräfte legen Sie den Schwerpunkt auf die *Vorübungen* (S. 20-25) und die unten angegebenen Übungen. Lesen Sie bei Ängsten Seite 86, und praktizieren Sie gegen Streß die *Zyklische Meditation* (S. 54-55).

In fortgeschrittenem Alter leiden Männer häufig unter einer Prostatavergrößerung, die den Blasenausgang verschließen kann. Das unten empfohlene Yogaprogramm kann helfen, kleinere Blockaden zu verhüten. In schwereren Fällen hilft manchmal der *Halbe Schulterstand* (S. 31) oder der *Schmetterling in Rückenlage* (unten), oder ein sehr heißes Bad. Häufige Blockaden, reduzierter Strahl und Restharn in der Blase müssen jedoch operativ behandelt werden.

AUS DEM GRUNDPROGRAMM

▷ Schwerpunkte: *Dreieck, Schulterstand, Entspannung, Pranayama, Meditation, Gefühlspflege*

AUS DEM KAPITEL BESCHWERDEN

▷ Zusätzlich: *Schmetterling (S. 79), Schmetterling in Rückenlage* (unten)

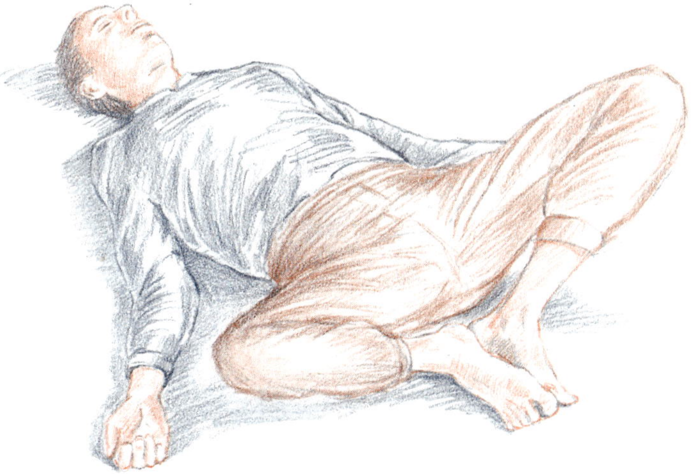

Schmetterling in Rückenlage *Legen Sie sich auf einer festen, ebenen Unterlage auf den Rücken, Arme an den Seiten. Heben Sie die Knie an, und ziehen Sie dabei die Füße so dicht ans Gesäß wie möglich. Legen Sie die Fußsohlen aneinander oder, wenn das zu schwierig ist, nur den inneren Rand der Fußsohlen. Entspannen Sie sich, dabei lassen Sie die Knie gleichzeitig zu Boden sinken. Bleiben Sie mindestens fünf Minuten lang in dieser Stellung. Wenn Ihnen langweilig wird, können Sie dabei lesen oder sich unterhalten. Die Übung entspannt und fördert die Durchblutung der Prostata und des umliegenden Gewebes. Nach dem* Drehsitz *und dem* Schmetterling *ausführen.*

Nervensystem

Das Nervensystem ist das komplizierteste System im Körper und hat großen Einfluß auf physisches und psychisches Wohlbefinden. Es steuert alle wichtigen Körperfunktionen. Auch Intellekt, Gefühle und Bewußtsein können an Fehlfunktionen, die zu Krankheiten führen, beteiligt sein.

Das häufige Auftreten von streßbedingten Krankheiten heutzutage liegt zum Teil auch an unserem unausgewogenen Gebrauch der rechten und der linken Gehirnhälfte. Die linke Gehirnhälfte ist für logisches Denken und Sprache zuständig. Ihre Ausprägung hat zum wissenschaftlichen Fortschritt unserer Zeit geführt. Dabei wurde aber die Bedeutung der rechten Gehirnhälfte, in der Gefühle, Intuition und künstlerische Fähigkeiten entstehen, unterschätzt. Diese einseitige Entwicklung hat zu Disharmonie und Streß geführt, die sich oft in körperlichen Krankheiten ausdrücken.

Yoga kann bei vielen Nervenbeschwerden helfen, angefangen beim Spannungskopfschmerz bis hin zu psychischen Störungen. Da Yoga in erster Linie über den Geist und das Nervensystem wirkt und für Harmonie und Ausgleich sorgt, heilt er viele psychosomatische Beschwerden.

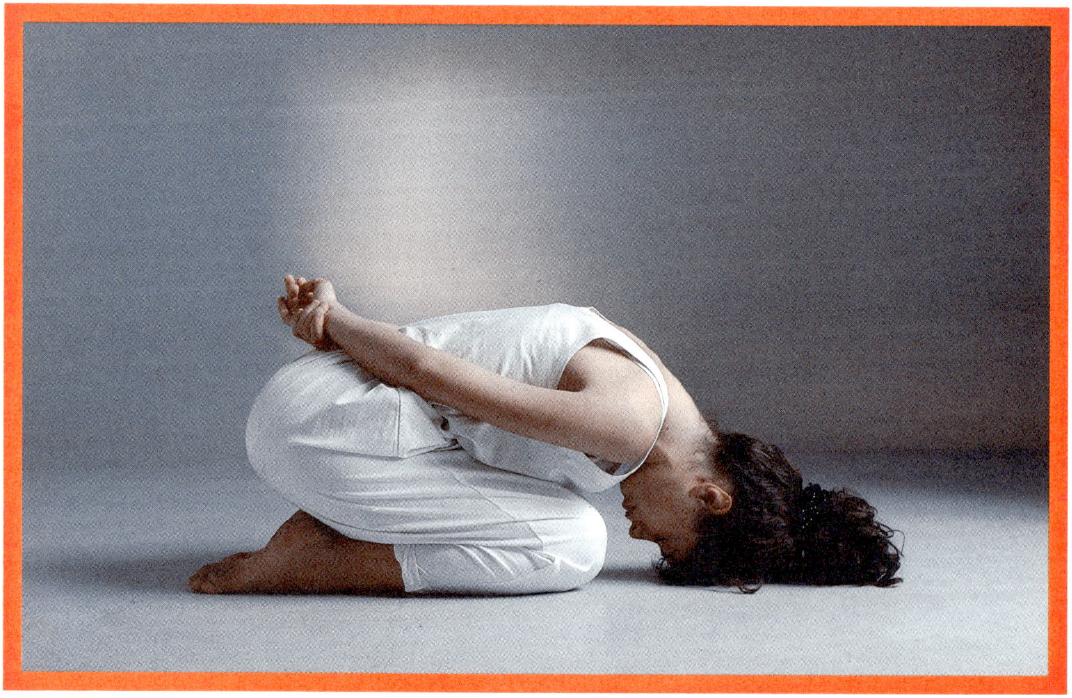

DER MOND

Kopfschmerzen

Für Kopfschmerzen gibt es über hundert Ursachen. In einigen Fällen weisen Sie auf eine ernste Krankheit hin, etwa auf einen Gehirntumor. Wenn Ihre Kopfschmerzen akut sind oder sich in letzter Zeit verändert haben, sollten Sie zum Arzt gehen. In den meisten Fällen aber bietet Yoga eine wirksame Alternative zu Schmerztabletten.

Yoga stillt den Schmerz auf ganzheitliche Weise. Die *Asanas* beruhigen, *Pranayama*-Übungen verhindern unkontrollierte Energieschübe, *Meditation* entspannt und pflegt das Gemüt. Yoga unterbricht den Teufelskreis von Schmerzen und Angst. Wenn Sie anders auf die Kopfschmerzen reagieren, lassen diese schneller nach, dadurch werden Sie ruhiger, womit dann auch die Häufigkeit der Anfälle abnimmt.

Die häufigsten Kopfschmerzen sind Spannungskopfschmerzen, verursacht durch ständige Verspannung der Kopf- und Nackenmuskulatur. Grund dafür sind meist emotionale oder geistige Konflikte, aber bei sehr sensiblen Menschen kann beinahe jede Veränderung in der Umgebung dieses Kopfweh auslösen. Die Ursachen für Migräne liegen tiefer und hängen mit der Blutversorgung des Gehirns zusammen. Symptome für Migräne sind einseitige Schmerzen, Übelkeit und Sehstörungen. Sie kann durch Allergene in der Nahrung, plötzliche Reize, Müdigkeit oder Angst ausgelöst werden.

Yoga hilft bei beiden Arten, ebenso bei Kopfschmerzen aufgrund von Überanstrengung der Augen, Stirnhöhlenvereiterung oder Alkoholmißbrauch. Sofortige Erleichterung können die *Nasenspülung* (S. 65), die *Tiefenentspannung* (S. 37) mit einer kühlenden Auflage auf den Augen und das *Nackenrollen* (unten) bringen.

AUS DEM GRUNDPROGRAMM
▷ Schwerpunkte: *Atmen und Dehnen, Entspannung, Pranayama*
▷ Gegenanzeigen: *Fisch, Mond*
AUS DEM KAPITEL BESCHWERDEN
▷ Zusätzlich: *Nackenrollen* (unten)

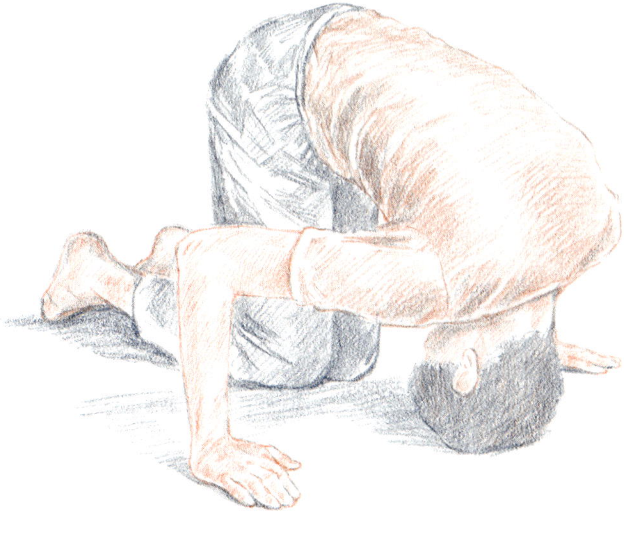

Nackenrollen *Lassen Sie sich auf Hände und Knie nieder, die Hände unter den Schultern. Knicken Sie mit den Armen ein und berühren Sie mit dem Schädeldach den Fußboden. Beim Ausatmen den Kopf vorsichtig nach vorn abrollen, bis Sie eine leichte Dehnung im Nacken spüren. Kurz halten und beim Einatmen zurückrollen, bis die Stirn den Boden berührt. Etwa 20mal langsam vor- und zurückrollen. Spüren Sie der Dehnung und Lockerung der Kopf- und Nackenmuskulatur nach. Führen Sie die Übung anstelle der* Mond-*Übung aus.*
VORSICHT! Gegenanzeigen: *Nakkenprobleme und -schmerzen.*

Epilepsie

Nerven und Gehirn arbeiten mit winzigen Stromstößen. Wenn diese Energie zu stark ist, kann – wie in einem Computer – ein Kurzschluß auftreten. So kann man sich auch einen epileptischen Anfall vorstellen: Eine plötzliche Welle elektrischer Entladungen im Gehirn versetzt dem Nervensystem einen Schlag. Ein schwacher Schlag verändert kurzzeitig das Bewußtsein, man verliert die Kontrolle über Bewegungen und Sprache, und Sinnestäuschungen treten auf. Ein stärkerer Schlag führt zu vorübergehendem Verlust des Bewußtseins, Starre des Körpers sowie Zuckungen der Glieder und der Zunge. Normalerweise kehrt das Bewußtsein bald zurück, aber wenn die Anfälle häufig oder sehr lang sind, können Sie zu Hirnschäden und auch zum Tod führen.

Epilepsie wird mit Medikamenten behandelt, die die Anfälle unterdrücken. Die Häufigkeit der Anfälle nimmt bei Streß und Hyperventilation (beschleunigte Atmung) zu. Da Sie beim Yoga trainieren, nicht zu hyperventilieren, sinkt die Zahl der Anfälle, und Ihr Arzt kann vielleicht die Dosierung Ihrer Medikamente herabsetzen, so daß die schädlichen Langzeitwirkungen verringert werden.

AUS DEM GRUNDPROGRAMM

▷ Schwerpunkte: *Rückwärtsdehnung, Schulterstand, Wechselatmung*

▷ Gegenanzeigen: *Katzenbuckel, Kaninchenatmung, Schnelle Bauchatmung*

AUS DEM KAPITEL BESCHWERDEN

▷ Zusätzlich: *Nackenrolle* (S. 83)

Multiple Sklerose

Die Ursache für Multiple Sklerose ist bis jetzt nicht bekannt, man weiß nur, daß sie das Nervensystem angreift. Nach und nach kommt es zu Ausfällen der Muskeln, der Glieder und des Gesichtsfeldes, manchmal führt die Krankheit auch zu Blindheit. Da es keine Behandlungsmethode gibt und der Zustand sich immer weiter verschlimmert, leiden die Erkrankten häufig auch an Depressionen.

Bei Multipler Sklerose kann Yoga Mut geben und die Kraft, die noch vorhandenen Fähigkeiten auch einzusetzen. Diese sind oft größer, als man meint, denn wenn eine Muskelgruppe ausfällt, wird ihre Arbeit normalerweise von anderen übernommen. Viele an Multipler Sklerose erkrankten Menschen, die sich an den Rollstuhl gefesselt sahen, konnten dank Yoga wieder gehen und frühere Tätigkeiten aufnehmen. Es ist nicht leicht, den Körper dahin zu bringen, aber Tiefenentspannung, *Pranayama*, Meditation und Bewegungsübungen helfen dabei. Die tiefgreifenden Veränderungen, die durch regelmäßiges *Pranayama* und Meditation im Nervensystem stattfinden, können auch die weitere Verschlechterung aufhalten. Wenn der Zustand bereits sehr ernst ist, können *Meditation* (S. 40), *Glücksanalyse* (S. 13) und *Gefühlspflege* (S. 41) helfen, ihn zu akzeptieren.

AUS DEM GRUNDPROGRAMM

▷ Schwerpunkte: *Entspannung, Pranayama, Meditation, Gefühlspflege*

AUS DEM KAPITEL BESCHWERDEN

▷ Zusätzlich: *Passive Lockerungsübungen* (S. 49-51)

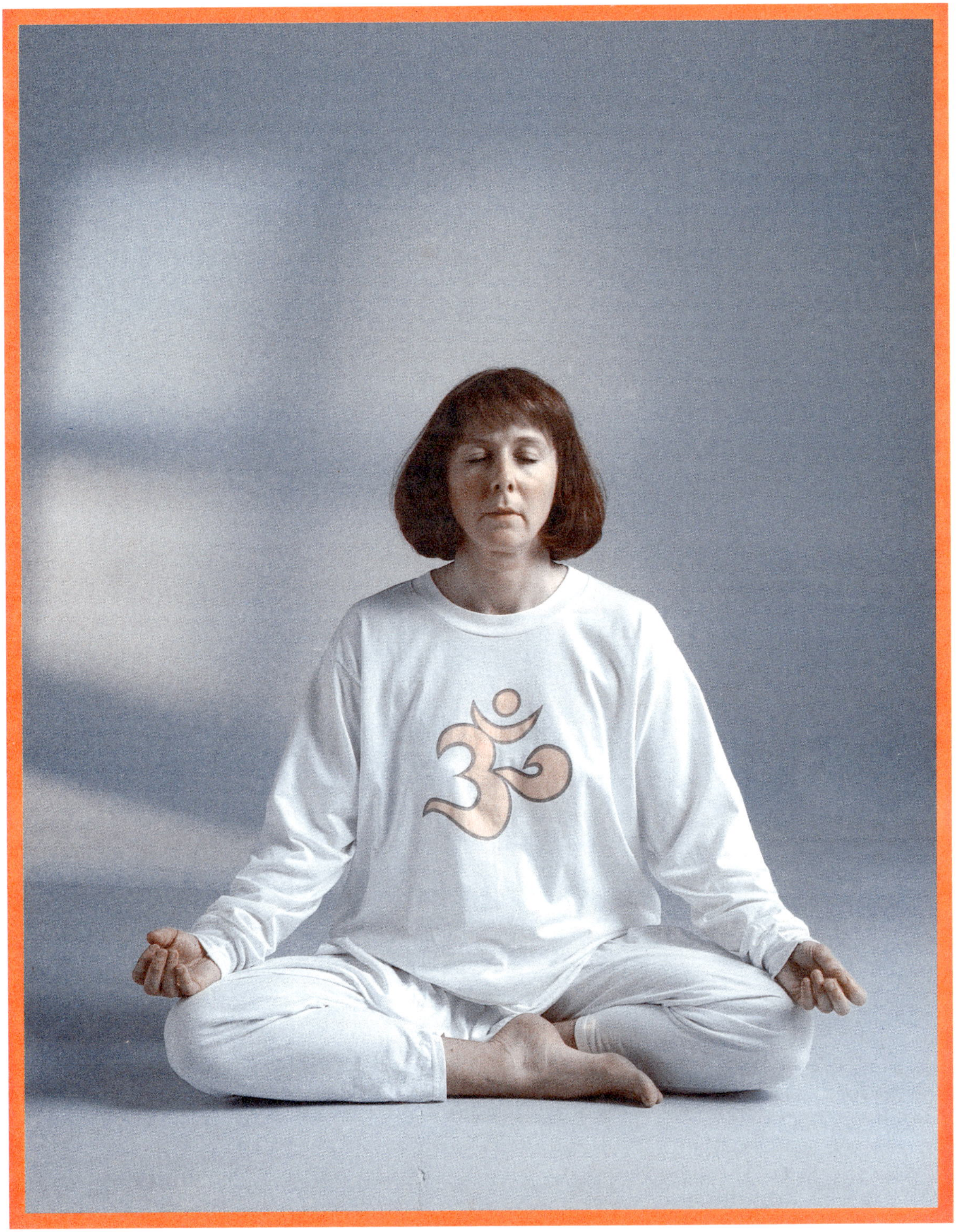

DIE MEDITATIONSHALTUNG

Angst

Furcht ist eine natürliche und nützliche Reaktion, die uns veranlaßt, Gefahren und Probleme vorherzusehen und ihnen zu begegnen. Angst dagegen ist sozusagen chronische Furcht und führt zu ständiger Anspannung und Besorgnis. In diesem Zustand sind die Gedanken überaktiv, so daß man ruhelos und unkonzentriert ist. Auch das vegetative Nervensystem kann überreizt sein, was sich in Schweißausbrüchen, Zittern, trockenem Mund und anderen Symptomen äußert. Außerdem kann überschüssige Energie entstehen, so daß man zuviel redet oder ohne Grund in Tränen ausbricht.

Tägliche Yogaübungen helfen, die Angst zu bewältigen, aber um einen Rückfall zu verhindern, muß man viele Monate lang weiter üben. Wenn Sie vor den Übungen unruhig sind, verbrauchen Sie die überschüssige Energie durch Bewegungsübungen. Schließen Sie dann *Entspannung* (S. 37), *Pranayama* (S. 38-39) oder *Meditation* (S. 40) oder sogar die *Asanas* (S. 26-35) an. Machen Sie die *Vorübungen* (S. 20-25) notfalls viele Tage lang – so lange, bis Sie sich auf die ruhigeren Übungen konzentrieren können. Wenn Sie leicht ermüden, teilen Sie die Übungen in zwei oder drei kleinere Abschnitte auf. Versuchen Sie auch, Tabak-, Tee-, Kaffee- und Alkoholkonsum einzuschränken.

AUS DEM GRUNDPROGRAMM

▷ Schwerpunkte: *Vorübungen, Entspannung, Pranayama, Meditation, Gefühlspflege*

Depression

Jeder Mensch ist manchmal traurig oder unglücklich und muß mit Kummer und Enttäuschungen fertig werden. Aber Depression ist nicht einfach mit der Reaktion auf bestimmte Erlebnisse zu erklären. Aus der Sichtweise des Yoga ist sie ein Zustand, in dem wir überschüssige Energie in uns festhalten und unterdrücken. Während der Depression leidet man unter Schlafstörungen, fühlt sich ständig müde, und die fehlende Lebensfreude mindert auch die Leistungsfähigkeit.

Für Depressive ist es unter Umständen schwer, Lethargie und Hoffnungslosigkeit zu überwinden und mit Yoga zu beginnen. Wenn Sie aber einmal angefangen haben, wird es immer leichter. Die Yogatherapie soll durch kleine Reize unterdrückte Energie freisetzen und anschließend durch Tiefenentspannung beruhigen. Machen Sie jeden Morgen eine *Nasenspülung* (S. 65) und vor Ihren täglichen Übungen bis zu viermal täglich die *Schnelle Bauchatmung* (S. 39). Üben Sie mindestens dreimal den *Sonnengruß* (S. 24-25), bevor Sie zu den *Asanas* (S. 26-35) weitergehen. Führen Sie die *Asanas* schneller als üblich aus, und machen Sie nach jeder Gruppe drei Minuten lang die *Kurzentspannung* (S. 37).

Wenn es Ihnen besser geht, helfen die Grundsätze des Yoga (S. 41) beim Aufbau einer positiven Lebensperspektive.

AUS DEM GRUNDPROGRAMM

▷ Schwerpunkte: *Vorübungen, Sonnengruß, Teilatmung, Schnelle Bauchatmung, Gefühlspflege*

▷ Gegenanzeige: *Meditation*

SUCHT

Viele Substanzen können zu Abhängigkeit führen und damit süchtig machen. Dazu zählen Alkohol, Tabak und viele Medikamente, aber auch Genußmittel wie Tee, Kaffee und Schokolade. Manche sind in kleinen Mengen nicht schädlich, andere aber können gefährlich sein oder leicht süchtig machen. Bei vielen Substanzen entsteht die Abhängigkeit sowohl durch den momentanen Genuß beim Verzehr als auch durch Veränderungen in der Chemie des Körpers. Diese physische Abhängigkeit bewirkt, daß man immer größere Mengen der Substanz braucht, um sein Verlangen zu befriedigen, und daß beim Versuch, die Substanz abzusetzen, Entzugserscheinungen auftreten.

Yoga kann Ihnen helfen, aus diesem Kreis auszubrechen, indem er Ihren Lebensrhythmus verlangsamt, die Entzugserscheinungen mildert und Ihnen innere Selbstbeherrschung gibt, so daß Sie dem Reiz des Suchtmittels leichter widerstehen können. Die Grundsätze des Yoga helfen Ihnen, ein Gefühl für Ihre Gesundheit zu entwickeln und mit Selbstvertrauen die Schuldgefühle zu überwinden, die nach der Genesung häufig auftreten.

Legen Sie zuerst den Schwerpunkt auf die Bewegungsübungen. Machen Sie die *Asanas* (S. 26-35) schneller als üblich, und legen Sie nach jeder Gruppe eine Pause für eine *Kurzentspannung* (S. 37) von drei bis vier Minuten ein. Wenn Sie die *Schnelle Bauchatmung* (S. 39) beherrschen, sollten Sie sie mehrere Male während des Tages anwenden und zusätzlich drei Durchgänge machen, bevor Sie mit Ihrem täglichen Übungsprogramm beginnen. Praktizieren Sie außerdem *Yoga Nidra* (S. 59), und fassen Sie den Entschluß, nicht mehr abhängig zu sein.

AUS DEM GRUNDPROGRAMM

▷ Schwerpunkte: *Vorübungen, Teilatmung, Schnelle Bauchatmung*

AUS DEM KAPITEL BESCHWERDEN

▷ Zusätzlich: *Gebetsketten-Meditation* (unten)

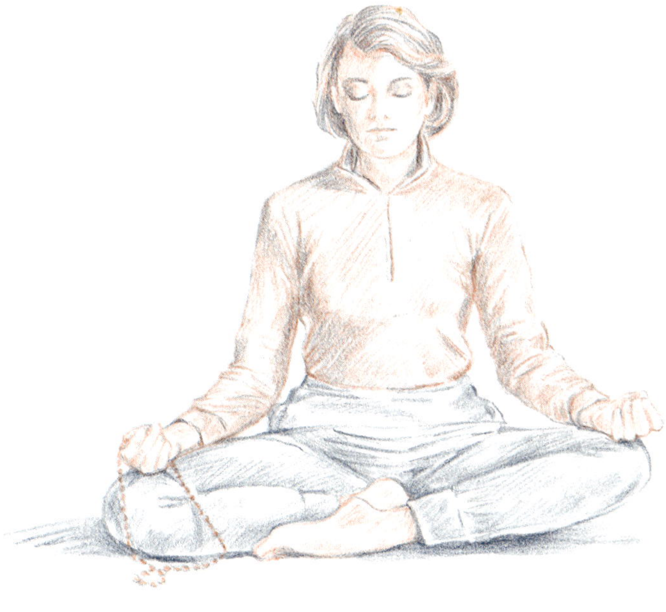

Gebetsketten-Meditation *Machen oder kaufen Sie sich eine Kette mit 108 runden Perlen und einer Markierungsperle, die man durch Berührung erkennt. Nehmen Sie die Meditationshaltung (S. 40) ein, schließen Sie die Augen, und halten Sie die Markierungsperle in der dominanten Hand. Wählen Sie ein Wort, das positive Bedeutung für Sie hat und leicht auszusprechen ist, wie „OM" oder „GOTT", und wiederholen Sie es im stillen; dabei bewegen Sie die Kette jedesmal eine Perle weiter und hören bei der Markierungsperle auf. Die schweifenden Gedanken nicht beachten, nur das Wort wiederholen, Führen Sie diese Übung anstelle der* Meditation *aus.*

AUGEN

Die Augen sind im menschlichen Körper die am höchsten entwickelten Sinnesorgane. Sie bestehen unter anderem aus Linsen, Muskeln und Lichtrezeptoren, so daß wir Farben, Bewegung und Entfernungen wahrnehmen können. Immer häufiger wird aber heutzutage das Sehvermögen durch Streß, Fernsehen und Arbeit am Computer beeinträchtigt.

Die Geschwindigkeit und Hektik des modernen Lebens sind eine große Belastung für die Augen. Bildschirme, Umweltverschmutzung und Streß können Überanstrengungen verursachen und begünstigen dadurch die Entstehung von Brechungsfehlern (Kurz- und Weitsichtigkeit, Astigmatismus), grünem Star und allergischen Augenentzündungen.

Solche Beschwerden können Sie verhüten, indem Sie sich ganz bewußt um Ihre Augen kümmern und sie nicht mehr überanstrengen. Die Yogatherapie hilft Ihnen dabei auf ganzheitliche Weise. Sie verbindet allgemeine Entspannung, die den Streß abbaut, mit speziellen Übungen für die Augen. So kann der Prozeß der Verschlechterung aufgehalten werden, und bereits vorhandene Augenbeschwerden können nachhaltig gebessert werden.

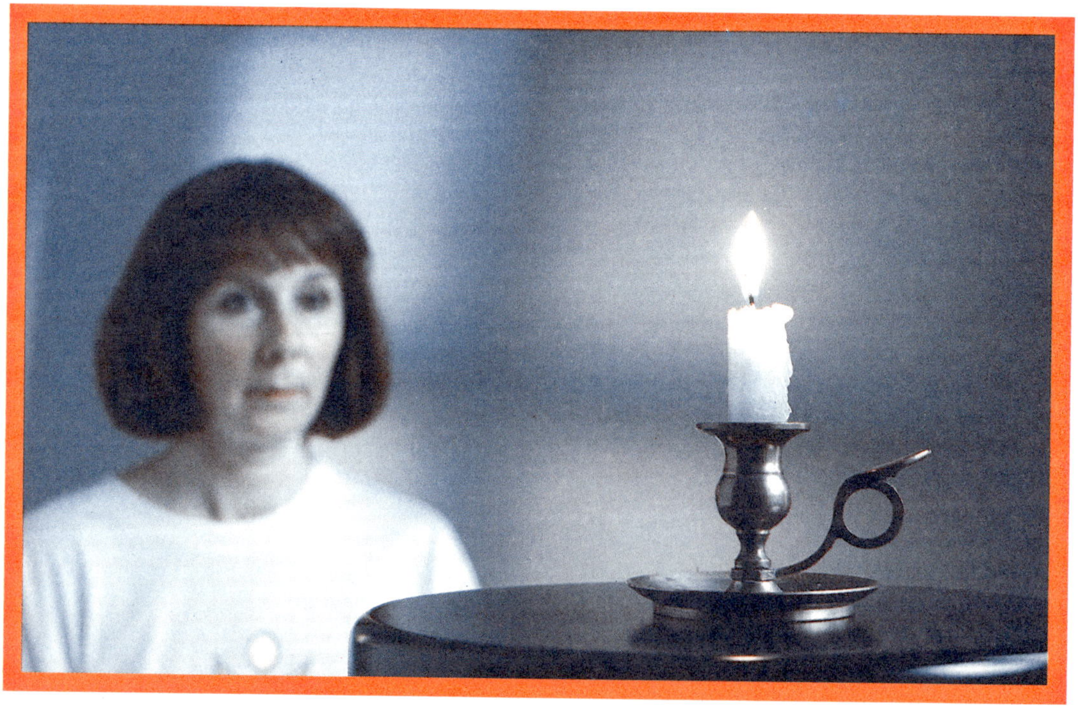

BLICK IN DIE KERZE

Probleme mit den Augen

Bei Augenleiden ist Entspannung der Schlüssel zur Yogatherapie. Die Fähigkeit, in verschiedene Richtungen und bei unterschiedlichen Entfernungen und Lichtverhältnissen scharf zu sehen, beruht auf der Tätigkeit der Augenmuskeln. Wie andere Muskeln auch reagieren sie auf Streß mit Verspannung. Diese Überanstrengung kann zu vielen Augenleiden beitragen.

Brechungsfehler, die durch einen physischen Defekt im Auge verursacht werden, können durch Überanstrengung verschlimmert werden. Die Verspannung der Augenmuskulatur erschwert die Scharfeinstellung des Auges (Fixation), verformt den Augapfel und verstärkt auch andere Augenleiden.

Entspannung und Yogaübungen für die Augen helfen, den Streß abzubauen, und verbessern die Leistungsfähigkeit der Augenmuskulatur. *Asanas* lösen durch ihre Wirkung auf den Nacken und die Veränderung des Blutdrucks im Kopf Verspannungen, und die *Nasenspülung* vermindert den Druck in den Nebenhöhlen. *Palmieren* (S. 90) entspannt die Augen, und der *Blick in die Kerze* (S. 90) ist anregend, entspannend und beruhigt. Die Fixationsübungen (S. 90-91) trainieren das Scharfeinstellen. Sie sind hilfreich, wenn Sie viel lesen oder am Bildschirm arbeiten müssen. Die „Schiel-"Übungen (S. 91) schulen die geistige und visuelle Aufmerksamkeit sowie die Beweglichkeit.

Bei Brechungsfehlern helfen folgende Techniken: Entspannen Sie sich beim Lesen oder in Situationen, die anstrengend für die Augen sind, wie Arbeit am Bildschirm, lesen Sie ab und zu kleine Schrift ohne Brille, indem Sie sich auf einzelne Wörter und Buchstaben konzentrieren, und *palmieren* Sie nach jeder Zeile zur Entspannung; üben Sie mehrmals am Tag die *Besinnung* und das *Verweilen in der Stille* (S. 41).

Bespritzen Sie bei allen Augenproblemen morgens und abends die Augen mit Wasser (S. 91), und machen Sie die *Nasenspülung* (S. 65). Lösen Sie Verspannungen durch Blinzeln, Fortsehen, *Palmieren* oder Bespritzen der Augen. Wenn Sie nur die Augen behandeln wollen, können Sie statt des *Grundprogramms* das *Augenprogramm* (unten) durchführen; Brille oder Kontaktlinsen vorher abnehmen. Bei grauem Star legen Sie den Schwerpunkt auf das Bespritzen der Augen, und bei Tendenz zur Netzhautablösung lassen Sie die *Umkehr-Asanas* fort.

AUGENPROGRAMM

Übung	Seite	Zeit
1 Blick in die Kerze	90	10 Minuten
2 Fixation	90-91	10 Minuten
3 Verstärkte Wechselatmung	70	2 Minuten
4 Hand-Fuß-Stellung	27	3 Minuten
5 Rückwärtsdehnung	28	2 Minuten
6 Mond	33	3 Minuten
7 Krokodil	30	2 Minuten
8 Kobra	29	2 Minuten
9 Tiefenentspannung	37	5 Minuten
10 Wechselatmung	39	3 Minuten
11 Atmen mit eingerollter Zunge	39	2 Minuten
12 Atmen auf Ton	39	2 Minuten

Blick in die Kerze *Setzen Sie sich bequem hin, aufrecht, ohne sich anzulehnen. Stellen Sie eine Kerze oder ein Öllämpchen in Augenhöhe etwa einen Meter entfernt auf, und sehen Sie 10 Sekunden lang ohne zu blinzeln in die Flamme; dann 30 Sekunden lang palmieren, dabei das Nachbild beachten. Dann mit jedem Auge einzeln und zum Schluß mit beiden Augen gleichzeitig auf die Flamme blikken, dabei den Kopf hin und her drehen. Dreimal wiederholen, zuerst 10, 20 und 30 Sekunden lang, dann jede Woche 10 Sekunden hinzufügen, bis Sie ein, zwei und drei Minuten in die Flamme blicken. Zwischendurch immer palmieren, um Überanstrengung zu vermeiden. Kümmern Sie sich nicht um die Reizung der Augen. Während Ihr Blick ruhig wird, konzentrieren sich auch die Gedanken auf einen Punkt.*

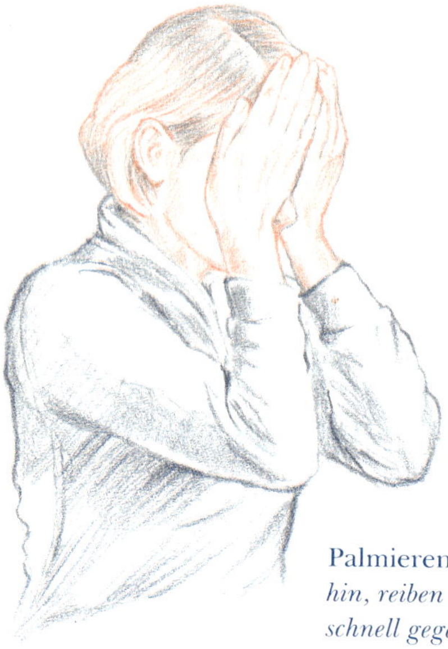

Palmieren *Setzen Sie sich bequem hin, reiben Sie die Handflächen schnell gegeneinander und legen Sie sie über die geschlossenen Augen, so daß kein Licht durchdringt. Senken Sie den Kopf und stützen Sie die Ellbogen auf. 20 Sekunden lang entspannen und auf Nachbilder oder visuelle Eindrücke achtgeben. Wenn die Hände kalt sind, wärmen Sie sie vorher in warmem Wasser an.* Palmieren *kann die Augen während des Tages und nach den anstrengenderen* Augenübungen *entspannen.*

FIXATIONSÜBUNGEN

Die folgenden vier Übungen trainieren die Augenmuskeln. Sie stärken damit die Leistungsfähigkeit der Augen und die Fähigkeit, die Sehschärfe auf einen Punkt einzustellen.

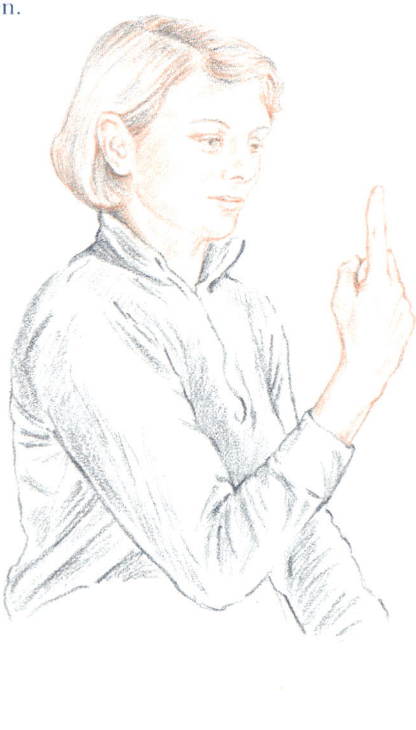

1 Zentrieren *Berühren Sie mit dem Zeigefinger den Punkt zwischen den Augenbrauen und spüren Sie die Berührung. Bewegen Sie den Finger langsam in gerader Linie von sich fort, bis der Arm ausgestreckt ist, und fixieren Sie dabei die Mitte des Zeigefingers. Führen Sie nach einigen Sekunden den Finger langsam zurück, bis er wieder den Ausgangspunkt berührt. Palmieren, dann die Übung wiederholen, dabei die Nasenspitze als Ausgangspunkt nehmen. Wieder palmieren und zu 2 übergehen.*

2 Seitenblick *Strecken Sie den rechten Arm nach vorn aus, der Daumen zeigt nach oben. Fixieren Sie die Mitte des Daumens und bewegen Sie den Arm langsam auf gleicher Höhe nach rechts, folgen Sie dabei mit den Augen dem Punkt auf dem Daumen. Gehen Sie so weit wie möglich, ohne den Kopf zu drehen, und halten Sie diese Stellung 10 bis 30 Sekunden lang. Langsam wieder nach vorn kommen, palmieren und die Übung für die linke Seite wiederholen. Noch mal palmieren und zu Übung 3 weitergehen.*

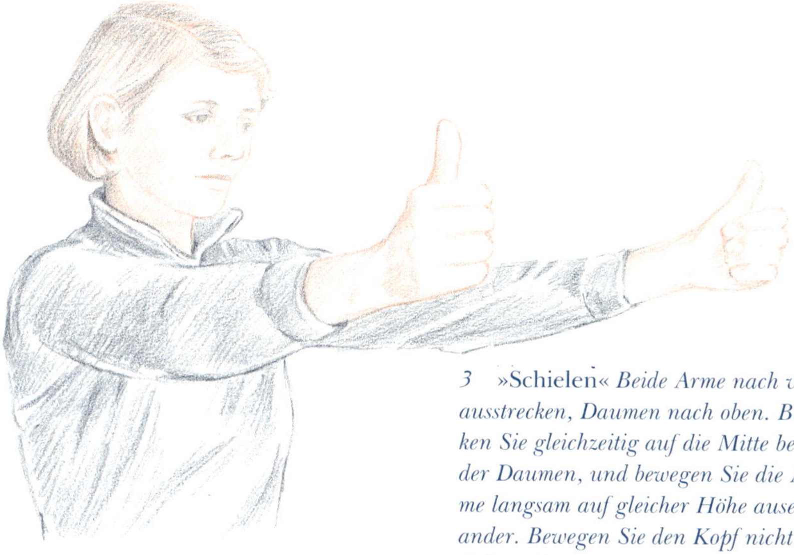

3 »Schielen« *Beide Arme nach vorn ausstrecken, Daumen nach oben. Blikken Sie gleichzeitig auf die Mitte beider Daumen, und bewegen Sie die Arme langsam auf gleicher Höhe auseinander. Bewegen Sie den Kopf nicht. Gehen Sie so weit wie möglich, ohne die Daumen aus den Augen zu verlieren. Halten Sie die Stellung etwa eine Minute lang, dann langsam in die Ausgangsstellung zurückkehren. Palmieren und zu Übung 4 weitergehen.*

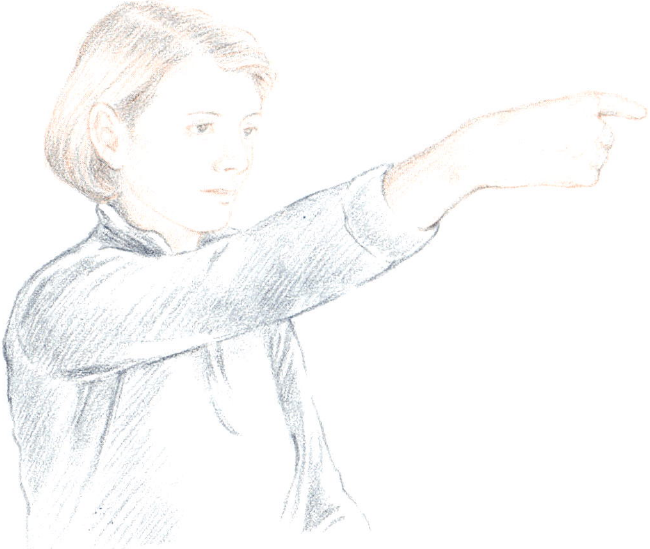

4 Auf und ab blicken *Strecken Sie den rechten Arm aus, und zeigen Sie mit dem Zeigefinger nach links. Fixieren Sie die Mitte des Fingers, und heben währenddessen langsam den Arm, dabei nicht den Kopf bewegen. Gehen Sie, so weit Sie können, ohne ihn aus dem Blick zu verlieren. 30 Sekunden lang die Stellung halten, dann auf Augenhöhe zurückgehen und palmieren. Danach die Übung nach unten durchführen. Beides fünfmal wiederholen, dann eine Minute lang palmieren.*

WASSERBEHANDLUNG
Sie wirkt auf das Gewebe und die benachbarten Nebenhöhlen. Beugen Sie sich über ein Becken mit kaltem Wasser und spritzen Sie sich vorsichtig Wasser in die offenen Augen. Füllen Sie dann eine Augenbadewanne (in Apotheken erhältlich), halten Sie sie auf das rechte Auge, und legen Sie den Kopf zurück. Halten Sie das Auge offen, und rollen Sie den Augapfel. Mit dem linken Auge wiederholen. Machen Sie diese Übung mit der Augenbadewanne bei grauem Star dreimal täglich vor den Mahlzeiten, mindestens zweimal für jedes Auge.

Register

Haupteinträge sind in **Fettdruck**, Zeichnungen und Fotos durch *Kursivschrift* gekennzeichnet.

Adhis 11, 13
Ahimsa 43
AIDS **59**
Alkoholmißbrauch **83**
Alkohol 59, **87**
Allergie 64 ff., 67, 70, 73, 83
Altersdiabetes 76
Alveolen 66, **71**
Angina pectoris 61
Angst 56, 80, 83, **86**
Apana 73, 75
Arthralgie **48**
Arthritis **48**
Arthrosis deformans 48
Asanas 14, **26-35**, 56, 62, 67, 70 f., 86 f., 89
– und Schwangerschaft **17**
– in Bauchlage 17, *29-30*
– in Rückenlage **31-32**
– im Sitzen **33-34**
– im Stehen **27-28**, 75
Asthma 66 f.
– und Vermeidung von Anfällen 67, **68-69**
Astigmatismus 88
Atmen mit Armdehnung *20*, 56
– mit Handdehnung *20*, 56
– und Dehnen **20-21**, 67, 81
– auf Ton **39**
– mit Ton 80, 82
– mit Stuhl *64*, 67, *68*, 68-69
– mit eingerollter Zunge *39*, 80, 89
Atmung **38**, 64, *64-71*
– und geistige Anspannung 56 64
– und Lungen **64**, 66, 71
– des Yoga **20-21, 38-39**, 71
Auf und ab blicken *91*
Augen **88**, 88-91
Augen, Bespritzen der 89, **91**
Augenverspannung 83, **88, 89**
Ausgleichsstellung 17 f.

Bänder 46
Bandscheibe, verschobene 47
Bauchverschluß 17, *74*
Bauchpumpe 17, 76
Baumatmung 20
Bechterewsche Krankheit **48**
Beidseitiges Beinheben 21, *58*
Beschwerden **45**
– der Lungen **71**
Yogaprogramme gegen – 14, 17-19, **45**
Besinnung **41**, 89
Bewegungsmangel
– und Diabetes 76
– und Hernien 52
– und Kreislauf 60
– und Rheuma 48
– und Verdauungsstörungen 73 f.
Bhagavad Gita 9 f.
Bildschirm 88 f.
Blick in die Kerze *88*, 89 f.
Blutabfluß 62, 75
Blutdruck, hoher 60, **61**
Blutgerinnsel **62**
Bogen 29, *30*, *72*, 79
Brechungsfehler 88, **89**
Bronchialasthma 64, **66-67**, 68
Bronchien 66, 71
Bronchospasmus 66, 68
Bruch **52**
Brücke *32*
Brüste, schmerzende 79

Cholesterinzufuhr, hohe 60
Chronische Bronchitis 64, **71**
Colitis ulcerosa **73**

Dehnung des Ellbogens *51*
– des Fußgelenks *51*
Depression **86**
Diabetes **76**
Drehen 23
Drehsitz *34*, 77
Drehübung in Rückenlage *47*
Dreieck *2*, *28*
Durchfall **73**

Einseitiges Beinheben 21, 48, *60*
– bei Hernien 52
Ellbogendehnung *51*
Embryo *23*, 47 f., 75
Emphysem **71**
Energie
Fließen der – 26, 64, 67, 72
und geistige Anspannung 56
positive – 10 f., **59**
Entspannung 14, **36-37**, 56, 61, 79 f., 80, 83
– und Augenverspannung 89
– und Schwangerschaft 17
– bei der zyklischen Meditation 53, *54-55*
Entzündung
– der Alveolen **71**
– der Augen 88
– der Magenschleimhaut 74
– des Rückens 47
Epilepsie **84**
Erkältung **70**
Ernährung 11, 17, **42-43**, 59
– zum Abnehmen 76
– und Verdauung 72-74, **75**

Faust ballen *50*
Fersensitz *33*, 38, 40, 55
Fieber **70**
Finger, Übungen für die *50*
Fisch 31, *32*, 47, 78
Fixationsübungen 89, **90**, *90-91*
Fortpflanzung **78**, 78-81
– Funktionsstörungen bei Männern **81**
Füße, Übungen für die *50*
Fußgelenke, Übungen für die 50, ***51***

Gandhi 43
Gefühle 11, 13 f., 41, 78
– und Asthma 66
– und Heuschnupfen 65
– und Menstruationszyklus **79-80**
– und Schlaflosigkeit 56
– und Verdauung 74

Gefühlspflege 11, 14, 17, **41**, 67, 80 f., 84
Gehirn **82**, 83
Geist
– und Asthma 67
– und Eßgewohnheiten 58
– und Gesundheit 9 ff., 60, 78
Beherrschung des – 9, **10**, 42, 58 f.
– und Schlaf 56
– und Yoga 10, 26, 60 f.
Gebetsketten-Meditation *87*
Gelenke 46, **48**
Übungen für – **49-51**
Gelenkrheuma 48
Geschwüre
– in der Darmwand 73
– in der Magenwand 74
– und Krampfadern 62
Glücksanalyse **13**, 58, 61, 67, 84
Glückseligkeit **10**, 11, *12*, **13**
Glukosespiegel 76
grüner Star 88

Hämorrhoiden **75**
Hände auf und ab *50*
Hände, Übungen für die *50*
Halber Schulterstand 31, *31*, *63*, 81
Hand-Fuß-Stellung 27, *27*, **54**, *57*, 89
Handgelenke, Übungen für die *50*
Hausstaub 65 f.
Herz 58, **60 f.**
Herzerkrankungen 60, **61**
Herzinfarkt **61**, 76
Heuschnupfen 65, **65**
Heuschrecke 29, *29*
Hernien **52**
Hitzewellen 79
Hormone
– und Diabetes **76**
– und Menstruation **80**
– und prämenstruelles Syndrom **79**
– und Übergewicht 58
Hüftschmerzen 48
Hüllen der Existenz, fünf **10-11**, *12*, 14
Hypertonie 60, **61**
Hypoglykämie **43**
Hypothalamus 73, **80**

Immunsystem 46, 48, 59, 64, 70 f., 76
Impotenz **81**
Indische Philosophie
– Krankheiten **9-13**, 14
– Leben **9-11**, *12*
Infektion
– der Atemwege 64
– der Lungen **71**
– der Nasennebenhöhlen 70 (s. »Entzündung«)
Insulin **76**
insulinabhängiger Diabetes mellitus 76
-unabhängiger Diabetes mellitus 76
Intellekthülle **10**, 12

Jetlag **53**
Joggen 22, **22**, 67, 75

Kamel **33**, 55, 79
Kaninchenatmung 20, *21*
Kinder und Asthma 67
Knie beugen *51*
Knie, Schmerzen im 48
-beugung in Rückenlage *34*
-Übungen *51*
Kobra *26*, 29, *29*, 89
Kopfheben *52*
Kopfsenken *68*
Kopfschmerzen 49, 70, 79, 83
Krampfadern **62**
Krebs 59, 73
Kreisen
Handgelenk- *50*
Kopf- *49*
Kreislauf **60**, 60-62
venöser – **62**, 75
Krokodil *30*, 89
Kurzentspannung 36, **37**, 53, 55, 86 f.
Kurzsichtigkeit 88, **89**

Lebensweise 17, **43**, 71
Leberkrankheit 75
Lungen 64, **66**, 67, 71
chronische Beschwerden **71**
Ausbau des Volumens 66, **71**
Lungenabszeß 71

Magen-Darm-Störungen **73**, 75
Magensäure 74
Magenwand **74**
Meditation 17, **40**, *40*, 53, 56, 67, 73, 80 f., 84, *85*, 86
Menopause **79**
Menstruation 62, **80**
Menstruationsbeschwerden 79, **80**
Mentalkörper **10**, 11, *12*
Migräne 83
moderne Lebensweise und Gesundheit 9, 46, 61, 88
Mond *33*, 55, 79, *82*, 89
Mondatmung *68*
Müdigkeit 46, **56**, 64, 83
multiple Sklerose **84**
Muskeln 46
– der Augen 89 f.
Bauch- **52**
– und chronische Müdigkeit 56
– und Kreislauf 62
– und multiple Sklerose 84
Rücken- **47**
– und Streß 53
Myalgie **48**

Nackendehnung *69*
Nackenrollen 79, 83, *83*
Nackenübungen 49, *49*
Nadis 10
Nahrungsmittel **42-43**, 73
Nasennebenhöhlenentzündung **70**
Nasenspülung *65*, 70, 83, 86, 89
Nervensystem **82**, 82-87
Nierenschaden 76
Niesreflex 65
Niyamas 43

Operation **17**, 52

palmieren 89, *90*
parasympathische Nerven
– und Bronchialasthma 66 f.
– im Magen 74
Passive Lockerungsübungen 48, **49-51**
Patanjali 10
Periode **80**
Pflug 31, *32*, *46*, 47
Physischer Körper **10**, *12*, 14
Pilzinfektion der Lunge 71
Pollen 65 f.
prämenstruelles Syndrom **79**

Prana *10*, 11, 14, 38
– und Reizkolon 73, 75
Pranayama 14, 17, **38-39**, 56, 70, 73, 75, 84
Prostatavergrößerung **81**
psychosomatische Beschwerden 9, 11, 73, 78, 81 f.

Rajas **42**
Rauchen 59 ff., *87*
Reizkolon **73,** 75
Rheuma **48**
Rückenschmerzen **47**
Rückwärtsdehnung *28*, *35*, *55*, 89

Sarkoidose **71**
Samana 73, 75
Sattva **42**
»Schielen« 89, *91*
Schlaf 56
Schlaflosigkeit 46, **56**, 79
Schleim
– und Asthma 66 f.
– und Durchfall 73
– und Nebenhöhlenentzündung 70
Schmerz
– in Gelenken **48**
– bei Kopfschmerzen 83
– bei Krampfadern 62
– in Muskeln 79
– bei Nasennebenhöhlenentzündung 70
– zerstreuen **47**, 59
Schmetterling *79*, 80
– in Rückenlage *81*
Schnelle Bauchatmung 38, **39**, 67, 70, *70*, 75, 86 f.
– und Schwangerschaft 17
Schulmedizin s. moderne Medizin
Schultern, verspannte 49
Schulternheben *49*
Schulterstand 31, *31*, 47, 62, 79
Schwangerschaft **17**
Seitenblick *91*
Seitlicher Bogen *27*, *54*
Seitwärtsdehnung 22, *22*
Seitwärtsdrehung (Kopf) *49*
sexuelle Probleme 78, 81

Sofortentspannung *23*, 36, 53, *54*
Sonnengruß 18, **24-25**, *24-25*, 47, 62, 86
Spannung
– mental 56, 70, 83
– im Nacken 49
– und Reisen 53
Spannungskopfschmerz **83**
Sri Aurobindo 9
Stimmungsschwankungen **79**
Streß
– und Atmung 64
– und Augen 88
– Bewältigung 46, 53, **54-55**, *54-55*
– und Diabetes 76
– und Herzerkrankungen **61**
– und Hypertonie **61**
– und Krankheit 46, 53, 60
– und Krebs 59
– und Menstruationszyklus 79 f.
– und Müdigkeit 56
– und Rheuma 48
– und Sexualität 81
– und Verdauung **72-73,** 74
Sucht **87**
sympathische Nerven 61, 66

Tamas 42
Teilatmung *38*, 67, 70
Tiefenentspannung 17, 36, **37**, *55*, **56,** 59, *69*
Totenlage *23*, 30, **36**, *36*, 37, 55, *69*
Tuberkulose 71

Udana 73, 75
Übelkeit 43, 59, 83
Übergewicht **58**, 60 f.
Übersäuerung **74**
Umgekehrte Totenlage 56, **62**
Umkehrstellungen 62, 89

vaginale Blutung 80
Vagus 74
vegetatives Nervensystem
– und Lungen 66 f.
– und Verdauung **72**, 73
Verdauung **72**, 72-75
Verspannung **46**, 47

– und Müdigkeit 56
-»schützende« 47
Verstärkte Wechselatmung 17, 70
Verstopfung 52, 59, 73, 75, **75**
Verweilen in der Stille **41**, 89
Vitalkörper **10**, *12*, 14
Vorübungen 17, **20-25**, 70, 81
Vorwärtsdehnung 33, *34*
– bei Bechterew 48
– bei Rückenschmerzen 47
– bei Kopfschmerzen 83
– bei Schwangerschaft 17
Vorwärts-rückwärts-Beugung *22*
– des Kopfes *49*
Vorwärts-rückwärts-Dehnung *69*
vorzeitiger Samenerguß **81**

Wasserbehandlung **91**
Wechselatmung *39*, 67, 70, 80, 89
Weitsichtigkeit 88-89, *90-91*

Yamas 43
Yoga
– und Allergie 67
– und Asthma **67**
– und Dosierung von Medikamenten **15,** 48, 71, 76, 84
– und Geist 10, 64, 78, **82**
– und Gesundheit **10-13**, 18, 60, 62, 64, 70 f., 78
– und Lebensweise 43
– während der Menstruation 80
– Philosophie des 9 f., 17, 59
– und die Schulmedizin 10 f., 13 ff., 59, 61, 71, 76, 84
– tägliches Programm 14-15, **17-19**, 45
Yoga Nidra 41, **59**, 70, 87
Yogatherapie **13-14**, 15, 62, 74 f.
– und Asthma **67**
– für die Augen 88, **89**
– und chronische Lungenkrankheiten **71**
-Programme 17 ff., **45**

Zehenbiegen *50*
Zyklische Meditation **53-55**, *54-55*, 81